JN245455

医療・福祉・在宅の

症例に学ぶ
栄養管理マニュアル

監修：
三宅　紀子

編集：
紅谷加津江
西宮　弘之
髙田　健人

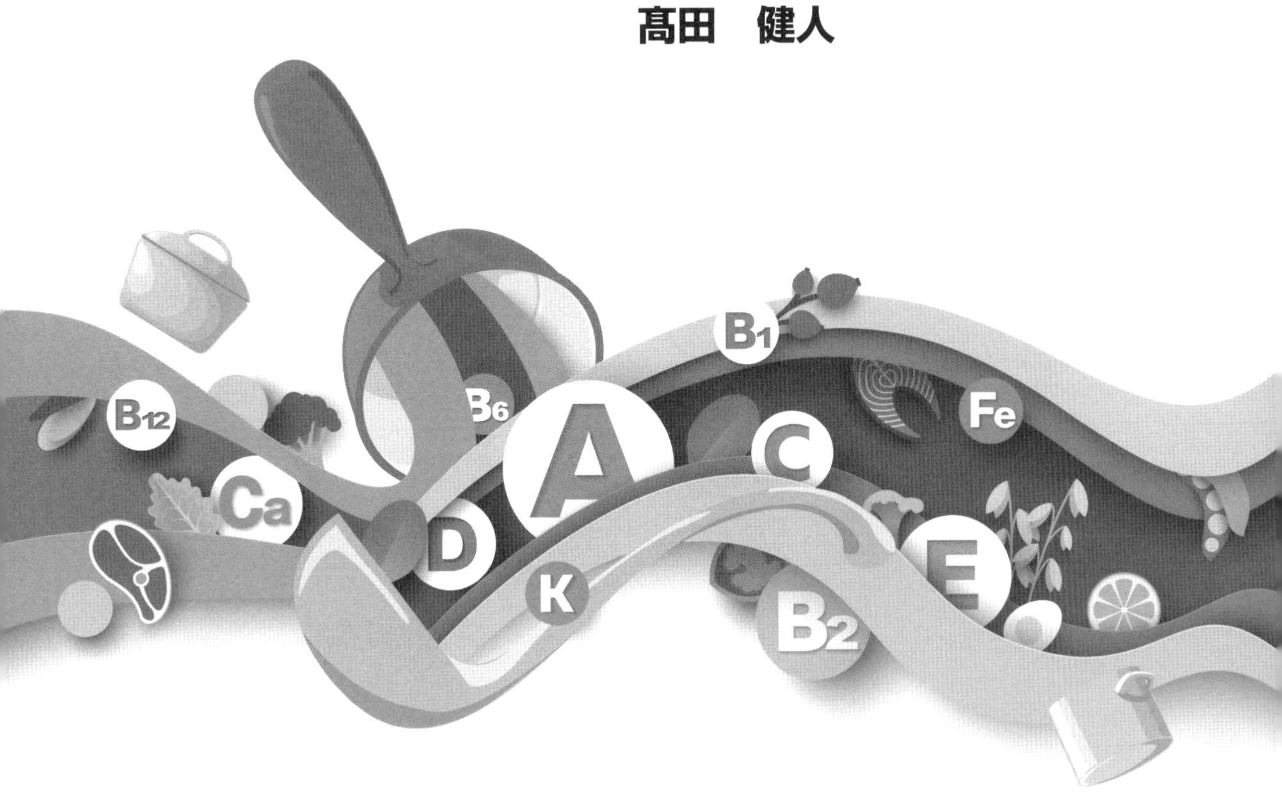

NAP
Limited

注意：すべての学問と同様，医学も絶え間なく進歩しています。研究や臨床的経験によって我々の知識が広がるにしたがい，方法などについて修正が必要となる場合もあります。このことは，本書で扱われているテーマについても同様です。

本書では，発刊された時点での知識水準に対応するよう，著者や出版社はできるかぎり注意をはらいました。しかし，過誤および医学上の変更の可能性を考え，著者，出版社，および本書の出版にかかわったすべてのものが，本書の情報がすべての面で正確，あるいは完全であることを保証できませんし，本書の情報を使用したいかなる結果，過誤および遺漏の責任についても負うことができません。本書を利用する方は，注意深く読み，場合によっては専門家の指導によって，ここで書かれていることがらが逸脱していないかどうか注意してください。本書を読まれた方が何か不確かさや誤りに気づかれた場合，出版社に連絡をくださるようお願いいたします。

監修のことば

地球上のすべての生物は環境に適応して進化，変化してきました。ヒトも同様ですが，他の生物との大きな相違点は考え，自ら環境を変える能力を持っていることです。これにより，常により快適なライフスタイルを得ることができるようになりました。しかし，ヒトも他のすべての生物と同様に環境に適応する能力を有する一方，その変化スピードがあまりに速いと適応できない状況で生命を維持することになります。最低限の食料を自力で確保していた時代が続き，これに適応する遺伝情報を獲得してきました。現代は飽食で自己の体力を使わずに好きな食糧だけを入手できるようになりましたが，残念ながらあまりに短期間に変化したため，適応ができずに生命維持をしなければならないのが現状です。

食糧を得て，このために運動することがプログラミングされているなかで，現代はあまりに過酷な環境なのかもしれません。適切な栄養摂取はすべての人に必須ですがこれを忘れがちになっているなかで，適切な栄養を摂取することをリードする管理栄養士は，生命維持の最先端にあるべき職業だと思います。多くの疾患は遺伝的素因と環境因子により発症します。適切な栄養を摂取することで環境因子を改善するのが，管理栄養士の使命ではないでしょうか。

この本の出版にあたり，医療の現場で一緒に仕事をしたことのある紅谷加津江先生からお話をいただき，ありがたく執筆に参加させていただきました。現在は主にクリニックでの診療業務をしていますが，栄養の重要性を多くの患者様に理解していただくことは診療の中心であり，当院でも管理栄養士が大活躍しています。管理栄養士を目指す皆様がスキルを身につける過程に微力ながら参加させていただけたことに感謝しつつ，皆様の活躍する日々を楽しみにしております。

余談にはなりますが，毎日家族のために手作りご飯を作ることが楽しみの 1 つであり，これが医療の現場でも大変役立っています。手作りご飯が大好きな管理栄養士になることも期待しております。

2025 年 4 月

三宅　紀子

はじめに

日本は医学の進歩，生活水準の向上によって今や世界一の長寿国となり，人生100年時代とも言われています。この世に誕生してから臨終までを健康に生きがいを持って実りある生活をしていくことを各人が問われる時代となりました。

いずれ訪れる「死」に直面した時は，介護する側が逃げることなく，相手とまっすぐに向き合い，精一杯の援助をしていって欲しいと願わずにはいられません。

その一助として，食べることへの援助は，管理栄養士・栄養士が最後まで気を抜かずに心を込めて栄養管理に基づいて食事を調理し提供し続けることが，生きることへの繋がりとなり病気の進行を遅らせることにもなります。

本書は，症例に基づいての栄養管理マニュアルとして，各施設の臨床現場に初めて向かう管理栄養士・栄養士となる学生が，実習に行く前の予備知識として，また実習中において，現場での臨床業務と給食との相互関係，各種疾患の食事療法・栄養補給・栄養食事指導などの実際の方法を学び栄養業務を自分の目で観察・体験することにより，それまでに修得した知識や技術をさらに高め，医療・福祉等を理解することができるように考えられて作成されています。

また本書が，実習にかかわる学生だけでなく，管理栄養士国家試験を目指す学生の応用問題にも踏み込んだ手引書として傍に置いて使われたり，病院・施設・在宅にかかわるすべての職種の方々のお役にも立つことができれば幸いです。

最後に，本書執筆に際し，監修の三宅紀子先生はじめ編集，執筆をお引き受けいただいた諸先生方に感謝申し上げるとともに，出版にあたりお世話になったナップの腰塚雄壽氏はじめ編集部の方々に厚く御礼申し上げる次第です。

2025年4月

紅谷加津江

まえがき

働き方改革などの生活環境の変化に伴い，女性が社会で活躍する機会が増加してきており，家庭での料理は食材を購入し，調理して喫食するという昔ながらのスタイルから，総菜などを買ってきて食べるスタイルや料理そのものをデリバリーして食べる家庭が増加してきております。

料理を自宅に届けてもらういわゆる出前はハレの料理のイメージでしたが，現在ではそれがスタンダードといっても過言ではない時代に変わりました。その中で育ってきた管理栄養士・栄養士を目指す学生において，料理の材料や作り方をあまり知らずに入学されてくる方々も多くなりました。

栄養学の知識を学んだうえで，実践のための病態別の料理方法や食材の選び方，そして，現在の生活スタイルに合わせた総菜や料理の選び方などの知識を総動員させ，対象者の生活スタイルに合わせて指導にあたる必要があります。

本書は栄養学の基本を第１章から第３章にまとめ，第４章では症例を中心に幅広く解説して，様々な病態の対象者に何をどう食べると良いのかがわかるよう解説しております。

学生の症例検討の参考書から，実践での症例検討のマニュアル本として幅広く活用できるように考えて作成いたしましたので，傍らにおいてご活用いただけることと思います。

最後に，本書執筆に際し，多大なご尽力をいただいた諸先生方と，出版にあたりお世話になったナップの編集部の方々に厚く御礼申し上げる次第です。

2025 年 4 月

西宮　弘之

目　次

第３章　栄養ケア・マネジメントの展開

第４章　症例における施設別実践編

■監修者

三宅　紀子　八潮駅つばめクリニック 院長
自治医科大学臨床検査医学 非常勤講師
永寿総合病院臨床検査科 非常勤

■編者

紅谷加津江　晃陽看護栄養専門学校管理栄養士学科 教授
国際フード製菓専門学校 非常勤講師
川崎食支援交流会 代表

西宮　弘之　文教大学健康栄養学部管理栄養学科 特任教授
関東学院大学栄養学部管理栄養学科 非常勤講師
神奈川県栄養士会 会長

髙田　健人　十文字学園女子大学人間生活学部食物栄養学科 講師

■執筆者（執筆順）

藪　　健史　広島国際大学健康科学部医療栄養学科 教授
三宅　紀子　前掲
中西　靖子　元 大妻女子大学 教授
紅谷加津江　前掲
西宮　弘之　前掲
髙田　健人　前掲
小田美香子　国家公務員共済組合連合会虎の門病院栄養部
幣　憲一郎　京都大学大学院医学研究科 非常勤講師
中野　道子　大妻女子大学短期大学部 非常勤講師
藤井理恵薫　関東学院大学栄養学部管理栄養学科 非常勤講師
西澤　　恵　南長野医療センター篠ノ井総合病院栄養科
木暮　香織　東京逓信病院栄養管理室 主査
亀山亜希夫　川崎市立井田病院 課長補佐
湯原　美和　麻生総合病院栄養科 係長
海野美智子　介護老人保健施設ライフモア保土ヶ谷
田崎　京子　特別養護老人ホーム柿生アルナ園 栄養士主任
田中　朱美　介護老人福祉施設みやうち 施設サービス 管理栄養士
武田　朝子　河北総合病院栄養科 科長
中山　靖子　川崎市立久本小学校 総括教諭（栄養）
茂木さつき　女子栄養大学管理栄養士臨地実習・栄養士校外実習 実習特任講師
髙橋　徳江　順天堂大学医療科学部・健康データサイエンス学部・薬学部 非常勤講師
井原佐知子　古河赤十字病院医療技術部栄養課 栄養係長
竹内　光恵　管理栄養士，介護支援専門員

第 1 章　医療・福祉・在宅の栄養管理

第 1 節　基礎栄養

1. 栄養の定義

1.1. 栄養とは

基礎栄養学において，「**栄養**」とは以下のように定義される。食物を摂取し，消化・吸収する。体内に取り込まれた食物由来の物質をエネルギー源として利用し，あるいは体を構成する生体成分として用いる。その後，体にとって不必要な物質を老廃物として体外へ排泄する。このような一連の生命活動の営みを「栄養」と定義されている。よって，世間一般に使われている「栄養」という言葉と異なった意味になるのかも知れない。

また，消化・吸収により体内に取り込まれた食物由来の物質を「**栄養素**」という。ヒトの栄養に関する概念を**図 1-1-1** に示した。「**代謝**」とは，エネルギーをつくる過程（**異化**）および生体構成成分をつくる過程（**同化**）の意味である。つまり，生体内に取り込まれた栄養素は化学反応の材料となり，異化や同化といった代謝を引き起こす。

1.2. 栄養素の役割

ヒトが生命活動を営むうえで必須な物質を「栄養素」という。ヒトは食物を摂取し消化・吸収することによって栄養素を得ている。栄養素は，糖質，脂質，タンパク質，ビタミン，ミネラル（無機質）の 5 つに大きく分類でき，これらを**五大栄養素**という。このうち，糖質，脂質，タンパク質の 3 つの栄養素は，生体内で燃焼し，エネルギーや熱を産生することができるため，**エネルギー産生栄養素**（三大栄養素）といわれる。各栄養素の役割を**図 1-1-2** に示した。栄養素の中で，**糖質**と**脂質**は，力や体温となるエネルギー源である。また，**タンパク質**は，血液や筋肉をつくる体成分となる。**ビタミン**と**ミネラル**は，生体の調子を整える調節因子としての役割を担う。ビタミンとミネラルは，エネルギー産生栄養素の摂取量と比べて微量で効果を発揮することを忘れてはいけない。

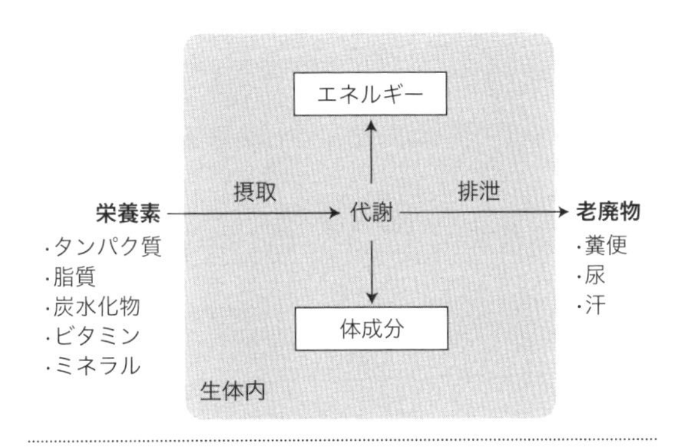

図 1-1-1　ヒトの栄養に関する概念

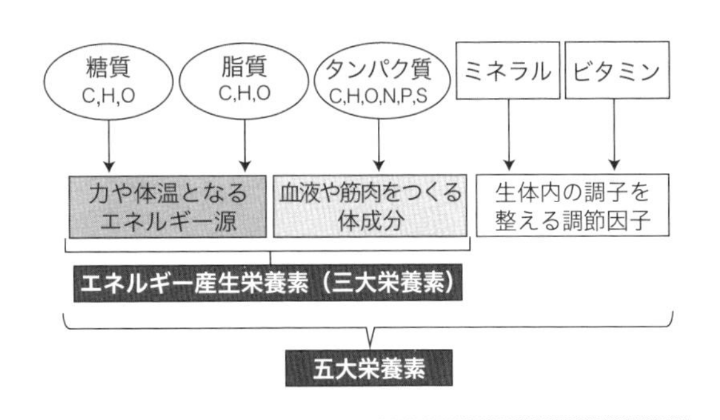

図 1-1-2　栄養素の役割

1.3. 食物由来の栄養素はどこに運ばれるのか

食物に含まれる大部分の栄養素は，糖質，脂質，タンパク質である。食物由来の栄養素は，消化・吸収過程を経てどこに運ばれるのだろうか。最終的な終着地について考えてみよう。各栄養素は，消化・吸収を受け，血液を介して全身の細胞・組織に運ばれる。その後，糖質と脂質の大半は，ATP（アデノシン三リン酸），二酸化炭素（CO_2），水となり，最終的には細胞内小器官であるミトコンドリア内に輸送される（**図 1-1-3**）。

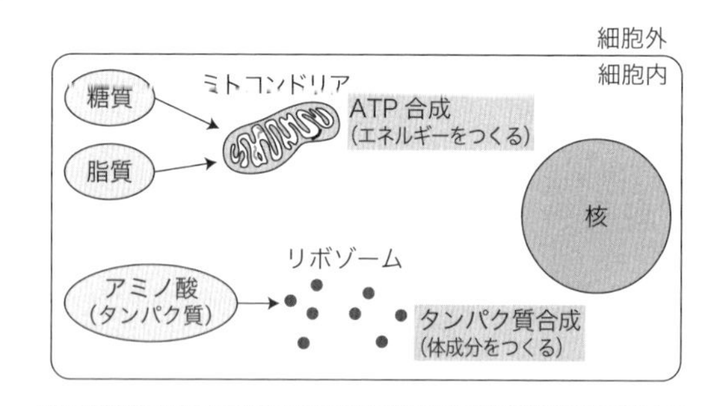

図 1-1-3　エネルギー産生栄養素と細胞内小器官
栄養素は消化・吸収され，血液を介して全身の細胞・組織に運ばれる（輸送）。

栄養学では，食物由来のタンパク質を**食品タンパク質**，ヒトの体内でアミノ酸から合成されたタンパク質を**体タンパク質**と区別して呼ぶ。食品タンパク質は，アミノ酸に形を変えて，タンパク質合成の場であるリボゾームを終着地として輸送され，体タンパク質へと再び合成される（**図 1-1-3**）。

2. 糖質の栄養

2.1. 炭水化物の概要

炭水化物は，主に，炭素（C），水素（H），酸素（O）の原子で構成され，Cm（H_2O）n の分子式で表わすことができる。炭素（C）に水（H_2O）が化合した物質というのが，炭水化物の語源である。炭水化物は，糖質と食物繊維の２つに大別することができる。**糖質**は，炭水化物の中でヒトの消化酵素で消化することができる消化性成分であり，生命活動に必須なエネルギーの源となる物質である。一方，**食物繊維**は，炭水化物の中でヒトの消化酵素で消化されないあるいは消化されにくい難消化性成分である。

2.2. 糖質のエネルギー源としての役割

糖質はヒトにとって重要なエネルギー源であり，体内では１ｇの糖質を完全燃焼すると，約４kcal のエネルギーを得る。インスリンの作用により細胞内に取り込まれたグルコースは，細胞質で解糖系によって，グルコースからグルコース 6- リン酸を経てピルビン酸となる。ピルビン酸は，ミトコンドリアへ移行し，ピルビン酸デヒドロゲナーゼや補酵素型チアミン二リン酸の作用により，アセチル CoA と CO_2 へと変換される。アセチル CoA は，有酸素（好気的条件）下でクエン酸回路の反応を受けて，クエン酸などの中間代謝物として，NADH〔ニコチンアミドアデニンジヌクレオチド（nicotinamide adenine dinucleotide：NAD）の還元型〕，$FADH_2$〔フラビンアデニンジヌクレオチド（flavin adenine dinucleotide：FAD）の還元型〕，CO_2 に変換される。グルコースが解糖系とクエン酸回路で完全燃焼（完全分解）され，電子伝達系で反

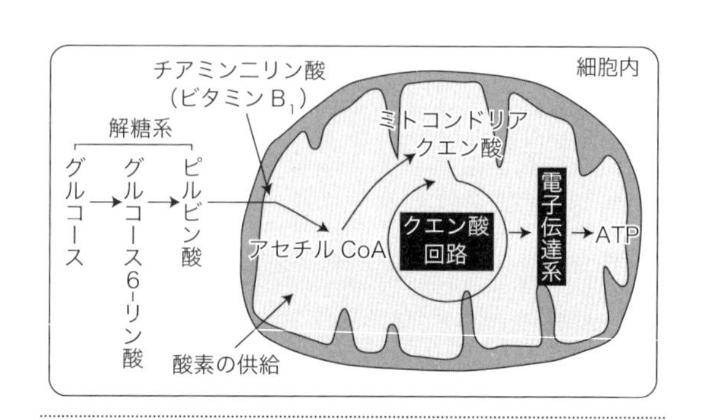

図 1-1-4　細胞内における糖質代謝

応を終えると，1 mol のグルコースから 30 ～ 32 mol の ATP を得ることができる（**図 1-1-4**）。

2.3. 炭水化物の摂取エネルギー比率

日本人の全摂取エネルギーを 100％とみなし，その中で炭水化物が占める割合を**炭水化物エネルギー比率**という。この分野で使用されている炭水化物は主に糖質のことを示す。私たちが摂取する栄養素の中でエネルギー比率が最も多い糖質は約 60%, 次が脂質で約 25%, タンパク質は約 15%と続く。『日本人の食事摂取基準（2025 年版）』[註1] では，炭水化物の成人の摂取目標量として 50 ～ 65%と定められている。日本人にとって白米は主食であるが，摂取比率が大きすぎ，相対的に他の栄養素の不足を招くほか，ビタミン B_1 欠乏症である脚気が問題となる。一方, 炭水化物エネルギー比率が少ないと脂質の占める比率が多くなるため, 私たちの身体活動に様々な影響を引き起こす。糖質と他の栄養素との関連性を深く理解することが重要である。

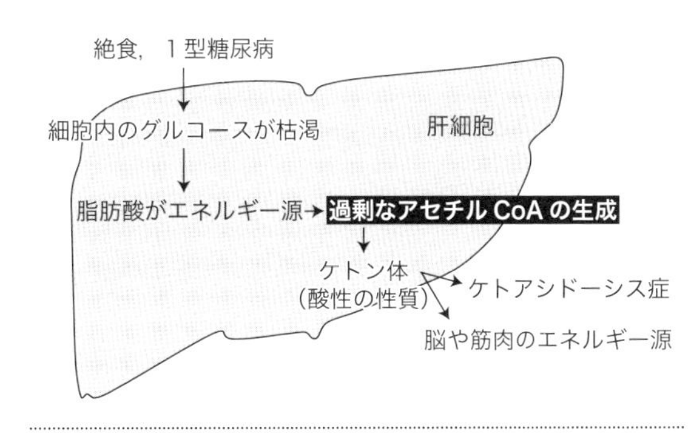

図 1-1-5　肝臓におけるケトン体の生成

糖質摂取が著しく少ないと，身体活動のエネルギー源として，主に脂肪酸を利用することが優位となる。脂肪酸の β 酸化（脂肪酸分解）を経て生成されるアセチル CoA の量は，糖質から合成されるアセチル CoA の量と比べると著しく多くなるため，細胞内ではアセチル CoA が過剰な状態になる。著しく増加したアセチル CoA は，肝臓の肝細胞でケトン体に変換される。この時，血液中のケトン体濃度が著しく増加する。**ケトン体**とは，アセトン，アセト酢酸，β-ヒドロキシ酪酸の 3 つの物質の総称である。これらは物性として生体では酸性の性質を示すため, 血液中のケトン体濃度が著しく増加すると, 体全体の pH 環境は酸性条件に変化し各臓器の機能が不全に陥る。このように血液中のケトン体濃度が増加した状態を**ケトーシス**という。これにより人体が正常に機能しない状態を**ケトアシドーシス症**という。ケトーシスは, 病態とも関連性があり, とくに 1 型糖尿病では, インスリンの作用が低下しエネルギー源として糖質グルコースを利用できない時にも生じる。飢餓状態でも血液中のケトン体は増加するが, 生命の危機を救うため，脳や筋肉のエネルギー源として利用される（**図 1-1-5**）。

2.4. 食後の糖質代謝

多糖類や**二糖類**は，消化酵素の働きによって**単糖**となり，小腸の微絨毛から毛細血管に吸収される。吸収された単糖類は門脈を経て肝臓へ取り込まれる。フルクトースやガラクトースは，肝臓でグルコースに変換される。肝臓からは循環血液中にグルコースが放出され，グルコースの血中濃度の上昇に伴って膵臓ランゲルハンス島 β 細胞からインスリンが分泌される。

2.5. 空腹時の糖質代謝

食後，血糖値はゆっくりと低下し，体内ではグルコースの利用を継続するため，血糖上昇ホルモンが作用し血糖値を正常な範囲内に維持する。血液に溶け込んだグルコースは，絶えず生命活動に利用

[註1] 日本人の食事摂取基準：2025 年版が最新である。原則 5 年ごとに改定されるため常に最新版を参照すること。https://www.mhlw.go.jp/stf/newpage_44138.html（2024 年 12 月 11 日確認）

されている。ヒトは生命活動を維持するために，血液に含まれるグルコースを利用する手段を選択している。肝臓は，空腹時[註2)]の血糖値に最も重要な働きを担う器官である。血糖値が低下すると，グルカゴン，アドレナリン，成長ホルモンおよびチロキシンが分泌される。その結果，肝臓に蓄えられたグリコーゲンがグルコースに分解されて血糖として放出される（**図 1-1-6**）。肝臓中のグリコーゲンの貯蔵量は，成人で 100 g 程度であるため，半日以上絶食すると貯蔵されたグリコーゲンが枯渇する。長時間の絶食時に血糖を維持するには，肝臓のグリコーゲンだけでは対応できない。そのため，糖質以外の材料からグルコースを作り出す仕組みに「**糖新生**」を利用する。糖新生の主な材料には，乳酸と糖原性アミノ酸の２つがある。乳酸からグルコースを生成する仕組みを「**コリ回路**」という。糖原性アミノ酸，とくに，アラニンからグルコースをつくる仕組みを「**グルコース - アラニン回路**」という。筋肉に貯蔵されたグリコーゲンは，運動などの筋肉収縮のためのエネルギー源としてのみ使用される。グルコースと脂肪酸は，エネルギーをつくり出すことができる熱量素である。脂肪酸は，糖質より優れたエネルギー源である。しかしながら，脂肪酸からグルコースを合成することができないため，血糖を調節することができない。脂肪酸は，血糖値の上昇に直接貢献できないことを忘れてはいけない。

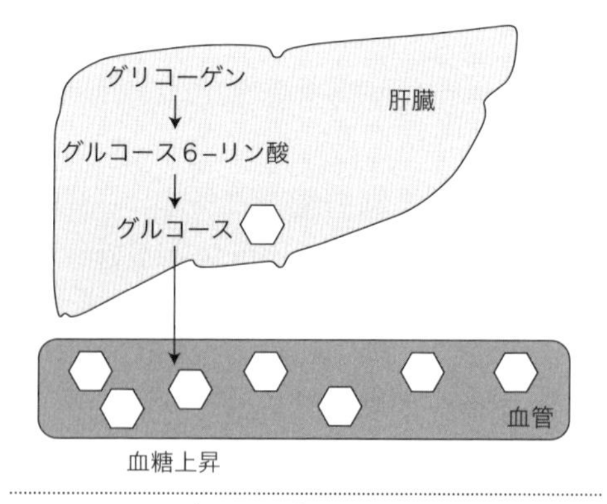

図 1-1-6　肝グリコーゲン分解による血糖上昇

3. 脂質の栄養

3.1. 脂質の概要

脂質（lipid）は，一般に水や塩類溶液に不溶で，エーテル，ヘキサン，クロロフォルム，ベンゼン，アルコール, メタノールなどの有機溶媒に可溶な栄養素である。脂質は生体にとって効率的なエネルギー源であり，１ g の脂質から約９ kcal の熱量が生成する。また，血中の脂溶性物質の輸送や生体膜の構成成分，生理活性物質の前駆体として作用する。

3.2. トリアシルグリセロール（トリグリセリド）

トリアシルグリセロール（triacylglycerol）は，別名**トリグリセリド**（triglyceride：TG，**中性脂肪**）ともいう。グリセロール（glycerol）に３分子の脂肪酸がエステル結合した物質である。「アシル」とは脂肪酸由来のアシル基の意味があり，トリアシルグリセロールの語源は，トリ（３つの）アシル（脂肪酸），１つのグリセロールからなる栄養素という意味である。また，トリアシルグリセロールは，体脂肪を構成する脂質の大部分を占めている。脂肪といえば，トリアシルグリセロールのことを指す場合が多く，中性脂肪ともいわれる。そのほかグリセリドには，１分子のグリセロールに２分子の脂肪酸が結合したジアシルグリセロール，１分子の脂肪酸が結合したモノアシルグリセロールが少量存在する。

[註2)] 医療現場では食後８時間未満を「食後」，８時間以上を「空腹時」として区別する。

3.3.　脂肪酸

脂肪酸（fatty acid）は，脂質の最も主要な構成成分であり，炭化水素鎖の末端にカルボキシ基をもつ化合物である。脂肪族炭化水素基にカルボキシ基が1個結合したモノカルボン酸で，一般式R-COOHで表わされる。脂肪酸の炭化水素鎖は偶数のものが多い。脂肪酸はその鎖長により，**短鎖脂肪酸**〔炭素数4（C_4）以下〕，**中鎖脂肪酸**〔炭素数6～10（C_6～C_{10}）〕，**長鎖脂肪酸**〔炭素数12（C_{12}）以上〕におおよそ分類される（**図1-1-7**）。**飽和脂肪酸**とは，炭素鎖すべてが水素で満たされていることから命名され，炭素鎖に二重結合を持たない脂肪酸である。動物性食品に多く含まれ常温で個体である。過剰に摂取すると血清コレステロール値が上昇し，動脈硬化を引き起こすリスクがある。動物性食品が多く含む飽和脂肪酸はパルミチン酸とステアリン酸である。

炭素数	化合物名	構造式
4	酪酸	$CH_3(CH_2)_2COOH$
6	カプロン酸	$CH_3(CH_2)_4COOH$
10	カプリン酸	$CH_3(CH_2)_8COOH$
14	ミリスチン酸	$CH_3(CH_2)_{12}COOH$
16	パルミチン酸	$CH_3(CH_2)_{14}COOH$
18	ステアリン酸	$CH_3(CH_2)_{16}COOH$

ステアリン酸
$C_{18:0}$
カルボキシ基

図1-1-7　食品に含まれる主な飽和脂肪酸

3.4.　不飽和脂肪酸

炭化水素鎖に二重結合を含むものを**不飽和脂肪酸**（unsaturated fatty acid），含まないものを**飽和脂肪酸**（saturated fatty acid）という。不飽和脂肪酸のうち二重結合を1つ含むものを**一価（モノ）不飽和脂肪酸**（モノエン酸：monounsaturated fatty acid），2つ以上含むものを**多価（ポリ）不飽和脂肪酸**（ポリエン酸：polyunsaturated fatty acid），3つ以上含むものは**高度不飽和脂肪酸**（highly unsaturated fatty acid）という（**図1-1-8**）。不飽和脂肪酸は，植物から抽出したサラダ油，魚の脂肪由来の魚油に多く含まれ，常温で液体である。とり過ぎた場合肥満にはなるが，生活習慣病のリスクを著しく高めるおそれはなく，「身体にとって優れた栄養素」である。不飽和脂肪酸に関しては，栄養学および生化学の分野で用いられている表記法（代謝系列）がある。n個の炭素数をもつ不飽和脂肪酸の末端メチル基をn-1（エヌマイナスイチ）として，カルボキシ基に向かって順次n-2，n-3…と番号をつけていく方法である。末端メチル基から数えて何番目に初めの二重結合が現れるかによって不飽和脂肪酸を分類する。

3.5.　n-9系脂肪酸

n-9（ω-9）**系脂肪酸**は，大部分がオレイン酸である。オリーブ油，キャノーラ油，紅花油などに多く含まれる。摂取しすぎても，生活習慣病のリスクを高めることはない。

3.6.　n-6系脂肪酸

植物油に多く含まれる。**n-6**（ω-6）**系脂肪酸**は，大部分がリノール酸であり体内で合成できな

一価（モノ）不飽和脂肪酸

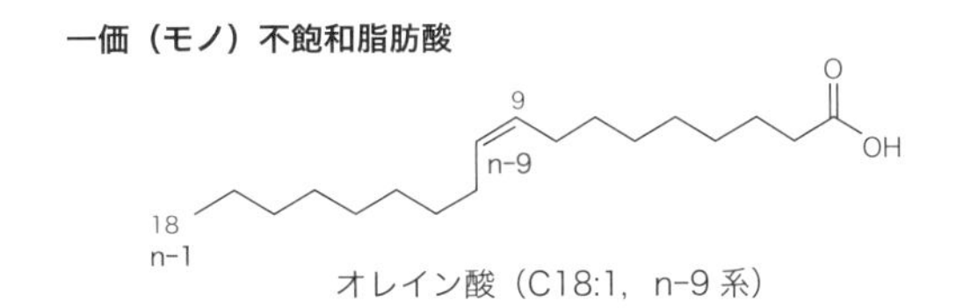

オレイン酸（C18:1，n-9系）

多価（ポリ）不飽和脂肪酸

リノール酸（C18:2，n-6系）

α-リノレン酸（C18:3，n-3系）

図1-1-8　一価不飽和脂肪酸と多価不飽和脂肪酸

いため必須脂肪酸である。n-6系脂肪酸には，リノール酸以外にアラキドン酸がある。アラキドン酸は，体内でリノール酸から合成することができるが，必要量には満たないため食事から摂取する必要がある。アラキドン酸からは，身体の生理機能を調節するイコサノイドが合成される。

3.7.　n-3系脂肪酸

n-3（ω-3）**系脂肪酸**は，植物油および魚油に多く含まれる。動脈硬化や血栓の予防，冠動脈硬化症の予防など，人体によい働きをする。α-リノレン酸は植物油に多く含まれ，体内でイコサペンタエン酸〔IPA，エイコサペンタエン酸（EPA）ともいう〕およびドコサヘキサエン酸（DHA）に変換される。IPAやDHAは魚油に多く含まれ，冠動脈硬化症の予防効果が期待できる栄養素である。

3.8.　必須脂肪酸

n-6系脂肪酸のリノール酸とアラキドン酸，n-3系脂肪酸のα-リノレン酸は，いずれも生体では合成できないため**必須脂肪酸**といわれ，食事から摂取する必要がある。n-9系脂肪酸のオレイン酸は，体内で合成できるため非必須脂肪酸である。

3.9.　脂質の輸送

血液中で脂質はリポタンパク粒子という形で存在する。**リポタンパク質**とは，血液中で脂質を小さな粒状にして輸送するカプセルのようなものである。水に溶けないトリアシルグリセロールやコレステロールを，水に親しむリン脂質やタンパク質の殻に包み込み輸送する。**カイロミクロン**（キロミクロン）は，リポタンパク質の中で最も大きく，比重が軽い特徴がある。その他にVLDL（very low density lipoprotein：超低比重リポタンパク質），LDL（low density lipoprotein：低比重リポタンパク質），HDL（high density lipoprotein：高比重リポタンパク質）がある（**図1-1-9**）。カイロミクロンは，食事由来のトリアシルグリセロールを主に内臓脂肪に輸送する。VLDLは，肝臓で合成されたトリアシルグリセロールを全身に輸送する。LDLは，コレステロールを全身に運ぶ。酸化LDLコレステロールは，動脈硬化の原因の1つであり悪玉コレステロールといわれる。HDLは，過剰なコレステロールを全身から回収し肝臓に戻すことから，善玉コレステロールといわれる。

3.10.　遊離脂肪酸

グリセロールやコレステロールに結合せず単独で存在する脂肪酸を「**遊離脂肪酸**」という。脂肪組織に蓄積されたトリアシルグリセロールは，「**ホルモン感受性リパーゼ**」の作用によって分解され，血液中に遊離脂肪酸として放出される。遊離脂肪酸は，リポタンパク質に取り込まれることはなく，輸送タンパク質アルブミンと結合して血液中を移動する。

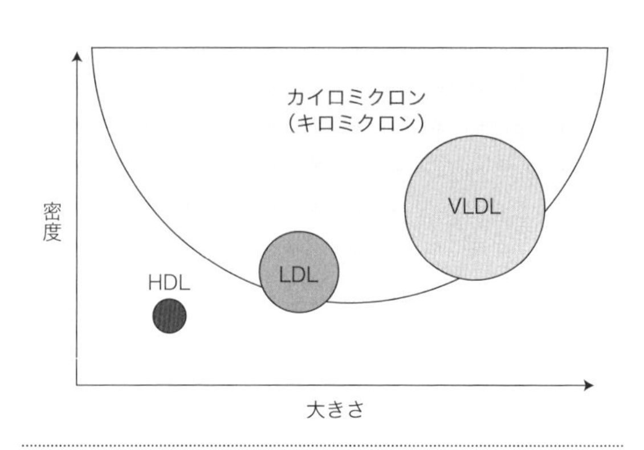

図1-1-9　リポタンパク質の分類

3.11.　食後の脂質代謝

小腸から吸収されたモノアシルグリセロールと脂肪酸は，小腸上皮細胞内でトリアシルグリセロールに再合成される。トリアシルグリセロールはカイロミクロンに取り込まれる。カイロミクロンは，まず，リンパ管に運ばれて，乳び管から胸管を経て左鎖骨下静脈で血管に合流後，全身に輸送される。カイロミクロンは，主に内臓脂肪にトリアシルグリセロールを供給しながらしだいに小さくなり「**カイロミクロンレムナント**」となる。カイロミクロンレムナントは肝臓に取り込まれる。

3.12.　空腹時の脂質代謝

空腹時では，トリアシルグリセロールは遊離脂肪酸とグリセロールに分解される。グリセロールは糖新生の材料となる。遊離脂肪酸は，細胞内のエネルギー源として使われて，グルコースの消費を抑えてくれる。脂肪組織では，血糖上昇ホルモンによりホルモン感受性リパーゼが活性化し，脂肪酸とグリセロールに分解される。脂肪酸は，遊離脂肪酸となってアルブミンと結合し，遊離脂肪酸/アルブミン複合体を形成して血液中を移動する。遊離脂肪酸は，アルブミンから離脱し各組織に取り込まれエネルギー源として利用される。

4. タンパク質の栄養

4.1.　タンパク質の概要

タンパク質とは，炭水化物および脂質とともに栄養素を構成する主要成分である。栄養素中のタンパク質は，ヒトに摂取されると筋肉や血液，あるいはエネルギーをつくる源である。タンパク質は多様な機能を有する生体内の高分子物質で，筋肉などの構造を形成する成分であり，酵素やホルモンなどの機能を発揮する成分でもある。タンパク質は，約 20 種類のアミノ酸が数十個から数千個以上結合した窒素含有高分子物質である。

4.2.　アミノ酸の構造

アミノ酸は，1 分子中に α 位の炭素原子 (C) にアミノ基 ($-NH_2$) とカルボキシ基 (-COOH) が結合し，一般式 R-CH（NH_2）COOH の有機化合物である（R は側鎖を示し，これによって各アミノ酸の種類と性質が決まる）。

4.3.　アミノ酸の特徴

自然界に存在するアミノ酸の大部分は **L- アミノ酸**であり，食品中のタンパク質はすべて L- アミノ酸から構成されている。タンパク質は 20 種類のアミノ酸から構成されている（例外に，21 番目のアミノ酸であるセレノシステインは，Se 原子で構成されており，人体の錆を落とす作用にかかわる）。

4.4.　必須アミノ酸

必須アミノ酸は，人体で合成できないか，合成ができても十分ではないため，食事などで外部から摂取する必要がある。アミノ酸の中で，バリン，ロイシン，イソロイシン，トレオニン（スレオニン），リシン（リジン），フェニルアラニン，メチオニン，トリプトファン，ヒスチジンの9種類が必須アミノ酸である。

4.5.　ペプチド

アミノ酸同士が結合する場合には，1つのアミノ酸のカルボキシ基が隣のアミノ酸のアミノ基と脱水縮合（分子と分子が結合して水分子が遊離する反応）して新たな共有結合を形成する。一般に，この結合をアミド結合という。とくに，タンパク質の場合は**ペプチド結合**という。

4.6.　タンパク質の構造

タンパク質は，折れ曲がったり，らせん状に配置したり，分子内のアミノ酸同士が結合したり，立体的な構造をとっている。タンパク質の性質は，構成するアミノ酸の種類によって影響を受ける。また，生体内では，タンパク質の立体構造のある部分に種々の物質が特異的に結合することで，より多彩な機能を発揮する。タンパク質は，数十個以上のアミノ酸がペプチド結合により連なった高分子物質である。タンパク質は，一次構造，二次構造，三次構造，および四次構造からなっている。

4.7.　タンパク質とアミノ酸の体内代謝

体タンパク質の合成と分解は，常に繰り返されている。成長期には，体タンパク質の合成が増加し分解が減少する。トレーニングを実施すると，その結果，体タンパク質の合成と分解が同時に増加するが，分解より合成が上回るため筋肉が肥大化する。アミノ酸はさらに分解されると，エネルギー源や糖新生の材料として利用できる。食後，食事由来のアミノ酸は小腸から肝臓を経て全身に運ばれる。血中アミノ酸濃度が上昇し，筋肉などの組織で体タンパク質合成が促進する。さらに，食後は血糖値が上昇するため，インスリンが組織へのアミノ酸の取り込みを促進するとともにタンパク質の分解を抑制する。食後は，①血中アミノ酸濃度上昇，②インスリン分泌，の2つの作用によって，体タンパク質の合成が促進される。空腹時は，血糖値が低下し肝臓でグルコース合成（糖新生）が促進されるとともに，体タンパク質やアミノ酸の分解が促進され糖新生の材料として供給されたり，あるいはクエン酸回路を経由してエネルギー源として利用される。

4.8.　糖原性アミノ酸とケト原性アミノ酸

20種類のアミノ酸は，分解されると，糖質代謝や脂質代謝に合流する（組み込まれる）。代謝過程から20種類のアミノ酸は，糖原性アミノ酸とケト原性アミノ酸に大別することができる。**糖原性アミノ酸**とは，糖新生によりグルコースに変換できるアミノ酸であり，**ケト原性アミノ酸**とは，脂質代謝に入ることができるアミノ酸である（**図1-1-10**）。

（藪　健史）

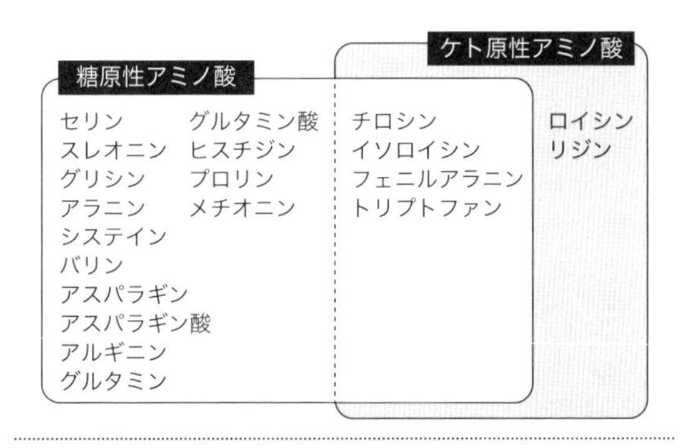

図1-1-10　糖原性アミノ酸とケト原性アミノ酸

第２節　栄養補給法の種類と役割

1．栄養療法とは

栄養療法には**経腸栄養法**，**静脈栄養法**がある。経腸栄養法には**経口摂取**が含まれる。経口摂取が可能であれば，少量であっても中止すべきでない。経口摂取には嚥下が必要であるため，嚥下機能を維持することが可能となる。経口摂取ができない状態になると，口腔内分泌物を嚥下することが困難になり，口腔内衛生状態が低下するとともに，口腔内分泌物の誤嚥の危険性が高まる。高齢者で認知機能が低下した場合などは，少量であっても経口摂取を維持すべきである。

経口摂取を維持するために濃厚流動食なども活用し，経口摂取量が不十分な場合には経腸栄養剤・栄養食などによる栄養補助を考える。嚥下障害などで経口摂取が困難な場合に，経腸栄養法が選択される。ただし，経腸栄養を選択した場合でも，少量の経口摂取が可能であれば，併せて行う。

消化管を使用しない静脈栄養法を長期に行うと，腸粘膜が萎縮し，腸管から細菌やエンドトキシンが生体内に侵入する要因となる。一方，経腸栄養では腸粘膜の恒常性が保たれ，腸粘膜免疫系の機能が維持される。このため，消化管が機能している場合は消化管を利用する経腸栄養を選択する。

栄養療法は，栄養状態の改善に伴う治療を目的として栄養素を投与することであり，経腸栄養と静脈栄養によって必要エネルギー量，投与内容を算定して投与することができる。経腸栄養には経口的に摂取する方法と経管栄養法がある。経管栄養法は経鼻アクセス，消化管瘻アクセスがある。

2．経腸栄養法

経腸栄養法で使用される栄養剤は一部を除き，経口摂取も可能である。さらに，経口摂取が可能な場合には生理的な栄養摂取法である経口摂取が基本であり，総合栄養食品が認可されている。

2.1.　総合栄養食品

疾患などにより経口摂取が不十分な者の食事代替品として，総合栄養食品がある。**総合栄養食品**は特別用途食品の１つで，消費者庁から「総合栄養食品」として認可されたものをいう。2023 年３月時点で認可されているのは，シーゼット・ハイ，ハイネゼリー，ハイネゼリーアクア，メイバランス，メイバランスコーンスープ味，アイソカルサポートの６品目であり，濃厚流動食の形態である。

2.2.　経腸栄養の種類と特徴

経腸栄養は医薬品である**栄養剤**と食品である**栄養食**に分類されるが，医薬品に分類されるものは医師の処方箋が必要である。経腸栄養剤はその性状から**半消化態**，**消化態**，**成分栄養剤**に分類される（**表 1-2-1**）。

経腸栄養剤には**人工濃厚流動食**と**天然濃厚流動食**があるが，通常は人工濃厚流動食が用いられる。人工濃厚流動食は，成分栄養剤，消化態栄養剤と，半消化態栄養剤に分類される。また，栄養食にも消化

表 1-2-1　経腸栄養の分類

性状による分類	医薬品/食品	種類	商品名	特徴
半消化態	医薬品	半消化態栄養剤	エンシュア・リキッド，エンシュア・H，ラコール NF 配合経腸用液，エネーボ配合経腸用液，イノラス配合経腸用液，アミノレバン EN 配合散，ラコール NF 配合経腸用半固形剤	窒素源はタンパク質 脂肪も含まれる 吸収には消化過程を要する 消化吸収能の低下症例，消化管の安静を要する症例には不適当
	食品	半消化態栄養食	100 種類以上が発売	
消化態	医薬品	消化態栄養剤	ツインライン NF	窒素源は低分子ペプチド（ジペプチド，トリペプチド）とアミノ酸で構成 ツインライン NF は脂肪も含まれる
	食品	消化態栄養食	ペプチーノ，ペプタメン AF，ペプタメン スタンダード，ペプタメン プレビオ，ハイネックスイーゲル*，ハイネックスイーゲル LC*	
成分栄養剤	医薬品		エレンタール，ヘパン ED	

*ハイネックスイーゲル，ハイネックスイーゲル LC は，窒素源がペプチドだが胃内で半固形化することを特徴とした粘度可変型流動食。

表 1-2-2　経腸栄養剤の種類と特徴

	人工濃厚流動食			天然濃厚流動食
	成分栄養剤	消化態栄養剤	半消化態栄養剤	
糖質	デキストリン	デキストリン	デキストリンなど	粉飴，ハチミツなど
タンパク質	結晶アミノ酸	ジペプチド，トリペプチド	ペプチド，タンパク水解物	大豆タンパク，乳タンパクなど
脂肪	少ない	なし～多い	多い	多い
消化機能	不要	一部要	一部要	要
吸収機能	要	要	要	要
適応	クローン病，周術期，消化吸収障害，急性膵炎など	消化吸収障害，周術期など	消化吸収機能正常	消化吸収機能正常
その他	水溶性。食物繊維を含まない	水溶性。食物繊維を含まない	水溶性。一部食物繊維添加製剤	
投与経路	鼻，消化管瘻，口	鼻，消化管瘻，口	鼻，消化管瘻，口	消化管瘻，口

態栄養食と半消化態栄養食がある（**表 1-2-2**）。

成分栄養剤と消化態栄養剤は，タンパク質を含有する半消化態栄養剤を使用できない場合，消化・吸収機能が著しく低下している場合，長期間の絶食後に経腸栄養を施行する場合などに使用する。成分栄養剤の窒素源はアミノ酸で，先天性代謝疾患，重度のタンパクアレルギー，他の製剤では認容できない短腸症候群などが適応となる。ただし，長期使用による必須脂肪酸欠乏に対して経静脈的に脂肪乳剤を投与する（**表 1-2-2**）。

2.2.1.　成分栄養剤

明確な成分組成で構成され，窒素源はアミノ酸，糖質はデキストリンでブドウ糖，二糖類を含まない。脂肪は大豆油で低脂肪である。エレンタール，エレンタール P，ヘパン ED の３製剤があり，いずれも医薬品である。食物繊維を含まない低残渣である。

適応疾患は，タンパク質を消化できない消化管機能障害がある場合，クローン病，重症急性膵炎，重度のタンパクアレルギー，広範囲熱傷などがある。なお，エレンタール P は２歳までが対象となる。

2.2.2.　消化態栄養剤

窒素源はアミノ酸，ジペプチドやトリペプチドなどのペプチドで，タンパク質を含まない。ペプチドはアミノ酸と比べて吸収が速い。医薬品のツインライン，食品のペプチーノ，ペプタメンAF，ペプタメンスタンダード，ペプタメンプレビオがある。

タンパク質の消化・吸収機能が著しく障害された場合，長時間の絶食後に経腸栄養を開始する場合，空腸からまたは腸瘻からの投与経路，短腸症候群，クローン病などが適応である。

2.2.3.　半消化態栄養剤

天然の食品素材が半消化態として配合され，栄養成分が添加されているものである。窒素源はタンパク質で，脂肪も必要量が含まれる。浸透圧が低く，浸透圧性下痢症状が少ない。栄養成分の消化吸収に消化機能が必要であるため，消化機能障害例は適応でない。経口可能であるため，様々な味覚のものがある。医薬品はエンシュア，ラコール，エネーボ，イノラスの４シリーズとアミノレバンENがある。エンシュア，ラコール，エネーボは複数のフレーバーがある。経管栄養としても利用できる。

適応は，消化・吸収機能に異常がない場合で低栄養に対する栄養改善目的，脳血管障害や神経疾患など，小腸，膵臓や胆道系機能が保たれている場合である。

2.3.　病態別経腸栄養剤

病態別経腸栄養剤には，エネルギーと栄養素組成が調整された肝不全用，腎不全用，糖尿病用，呼吸不全用，がん患者用，免疫調整栄養剤がある。

2.3.1.　肝不全

経腸栄養剤は分岐鎖アミノ酸を豊富に含有し，肝性脳症の治療に用いる。

2.3.2.　腎不全

経腸栄養剤は水分，カリウム，リンなどが制限され，タンパク質含有量の異なる製剤を組み合わせて使用し，透析導入前後などに使用する。

2.3.3.　糖尿病

経腸栄養剤は脂質割合が多く，糖質含有量が少ないもの，糖質が緩徐に吸収されるものなどがある。

2.3.4.　慢性閉塞性肺疾患

経腸栄養剤は脂質含量が多く，二酸化炭素の産生を抑制する作用があり，重症換気不全では高脂質の経腸栄養剤が使用される。

2.3.5.　術後感染症

免疫賦活経腸栄養剤や免疫調整経腸栄養剤は術後感染症を抑制し，在院日数を短縮する効果があり，免疫増強作用のあるグルタミン，アルギニン，RNA，n-3系多価不飽和脂肪酸が強化されている。

2.3.6. 褥瘡

褥瘡は低栄養が関与し，高齢者の褥瘡は十分量のエネルギー，タンパク質，栄養素が必要である。栄養素として亜鉛，アルギニン，n-3 系多価不飽和脂肪酸，コラーゲン加水分解物，などが含まれる。

2.4. 特別用途食品

乳児の発育，妊産婦，授乳婦，えん下困難者，有疾患者などの健康の保持・回復など，特別の用途のある食品で，消費者庁の許可が得られたものに表示される。

3. 経静脈栄養法

経腸栄養が不可能な場合，経腸栄養のみでは必要な栄養量を投与できない場合に，静脈栄養が適応となる。投与経路から**末梢静脈栄養法**と**中心静脈栄養法**に分けられる。静脈栄養の施行期間が短期間の場合は，末梢静脈栄養法が適応となる。静脈栄養の施行期間が長期になる場合，経静脈的に高カロリー（高浸透圧）の輸液を投与する必要がある場合は，中心静脈栄養の適応となる。

末梢静脈栄養法は糖・電解質・アミノ酸輸液に脂肪乳剤を併用しても 1,000 ～ 1,300 kcal/日が投与量の限界であるため，静脈栄養法が長期におよぶ場合には積極的に中心静脈栄養法に変更する。米国静脈経腸栄養学会（American Society for Parenteral and Enteral Nutrition：ASPEN）ガイドラインでは，2 週間以上の場合は中心静脈栄養法を施行すること，とされている。

3.1. 末梢静脈栄養輸液製剤

末梢静脈栄養輸液製剤の組成は，水分，電解質，各種栄養素（タンパク質，糖質，脂質），ビタミン・微量元素などである。これらを組み合わせることにより 1,500 ～ 2,000 mL で 1,000 ～ 1,300 kcal の投与が可能である。本邦で市販されている末梢静脈栄養輸液製剤は，①アミノ酸加糖電解質液，②ビタミン B_1 含有アミノ酸加糖電解質液に分けられる。これらに脂肪乳剤を合わせて投与する。また，ビタミン B_1 が含まれない製剤では，ビタミン B_1 を含め水溶性のビタミン B とビタミン C を必要に応じて投与する。

3.2. 中心静脈栄養輸液製剤

中心静脈栄養輸液製剤は，糖・電解質液，アミノ酸製剤，高カロリー輸液用総合ビタミン剤，高カロリー輸液用微量元素製剤の混合液を基本組成とし，脂肪製剤を合わせて投与する。高カロリー輸液基本液とアミノ酸製剤に高カロリー輸液用総合ビタミン剤，高カロリー輸液用微量元素製剤を混注して使用するが，現在はこれらを組みわせた製剤がある。①高カロリー輸液基本液とアミノ酸製剤の組み合わせ，②高カロリー輸液基本液とアミノ酸製剤に脂肪乳剤を組み合わせたキット製剤，③高カロリー輸液基本液とアミノ酸製剤に高カロリー輸液用総合ビタミン剤を加えたもの，④高カロリー輸液用微量元素製剤まで加えたもの，がある。

（三宅 紀子）

第 3 節　食事摂取基準と献立管理

1. 食事摂取基準

食事摂取基準は，個人と集団により区分されている。集団では学校，病院，事業所，介護老人福祉施設，児童福祉施設などごとに食事摂取基準が作成されている。個人と集団の栄養状態を把握し健康寿命を延伸するために，食事摂取基準がある。厚生労働省による『日本人の食事摂取基準』は 5 年ごとに改定され，現在は 2025 年版が使用されている。

ライフステージは胎生期，小児期，成人期，高齢期に区分され，栄養・食事摂取基準が設定されている。

1）胎生期：細胞期，胎芽期，胎児期

2）小児期：新生児期，乳児期，幼児期，学童期，思春期

3）成人期：青年期（18 ～ 29 歳），壮年期（30 ～ 49 歳），中年期（50 ～ 64 歳）

表 1-3-1　推定エネルギー必要量

性　別	男　性			女　性		
身体活動レベル [1]	低い	ふつう	高い	低い	ふつう	高い
0 ～ 5（月）	—	550	—	—	500	—
6 ～ 8（月）	—	650	—	—	600	—
9 ～ 11（月）	—	700	—	—	650	—
1 ～ 2（歳）	—	950	—	—	900	—
3 ～ 5（歳）	—	1,300	—	—	1,250	—
6 ～ 7（歳）	1,350	1,550	1,750	1,250	1,450	1,650
8 ～ 9（歳）	1,600	1,850	2,100	1,500	1,700	1,900
10 ～ 11（歳）	1,950	2,250	2,500	1,850	2,100	2,350
12 ～ 14（歳）	2,300	2,600	2,900	2,150	2,400	2,700
15 ～ 17（歳）	2,500	2,850	3,150	2,050	2,300	2,550
18 ～ 29（歳）	2,250	2,600	3,000	1,700	1,950	2,250
30 ～ 49（歳）	2,350	2,750	3,150	1,750	2,050	2,350
50 ～ 64（歳）	2,250	2,650	3,000	1,700	1,950	2,250
65 ～ 74（歳）	2,100	2,350	2,650	1,650	1,850	2,050
75 以上（歳）[2]	1,850	2,250	—	1,450	1,750	—
妊婦（付加量）[3] 初期				+ 50		
中期				+ 250		
後期				+ 450		
授乳婦（付加量）				+ 350		

1：身体活動レベルは，低い，ふつう，高いの 3 つのレベルとした。

2：「ふつう」は自立している者，「低い」は自宅にいてほとんど外出しない者に相当する。「低い」は高齢者施設で自立に近い状態で過ごしている者にも適用できる値である。

3：妊婦個々の体格や妊娠中の体重増加量及び胎児の発育状況の評価を行うことが必要である。

註 1：活用に当たっては，食事評価，体重及びＢＭＩの把握を行い，エネルギーの過不足は体重の変化又はＢＭＩを用いて評価すること。

註 2：身体活動レベルが「低い」に該当する場合，少ないエネルギー消費量に見合った少ないエネルギー摂取量を維持することになるため，健康の保持・増進の観点からは，身体活動量を増加させる必要がある。

出典：「日本人の食事摂取基準（2025 年版）」策定検討会報告書（厚生労働省）（https://www.mhlw.go.jp/stf/newpage_44138.html）（2024 年 12 月 11 日確認）

4）高齢期：前期（65～74歳），後期（75歳以上）

『日本人の食事摂取基準（2025年版）』には，エネルギー，タンパク質，脂質，炭水化物，ビタミン類，ミネラル（多量ミネラル:ナトリウム，カリウム，カルシウム，マグネシウム，リン，微量ミネラル:鉄，亜鉛，銅，マンガン，ヨウ素，セレン，クロム，モリブデン）の食事摂取基準がある。各栄養素の基本的事項は，摂取不足の回避，過剰摂取による健康障害の回避，生活習慣病の発症予防と重症化予防である（**表1-3-1**）。

2. 食品構成

ライフステージごとの食事摂取基準を満たすためには，毎日，毎食の料理のための食品選択が重要になる。そのために６つの基礎食品や食事バランスガイドなどの活用法がある。

表1-3-2　食事摂取基準と食品構成表（身体活動レベル「低い」）

成人期（20～60歳前後）				
摂取基準	男性	女性	糖尿病の食品交換表*からの区分（男性）	
総エネルギー（kcal）	2,300	1,700		
総タンパク質（g）	65	50	１日の単位＝28.5	
食品群（g）			区分	単位
穀類	380	280	表１	15
いも類	100	100		
砂糖類	15	10	調味料	0.5
油脂類	30	20	表５	3
豆類	75	75	表１	1
魚介類	60	50	表３	1.5
肉類	50	40		1.5
卵類	40	25		1
乳類	200	200	表４	2.5
緑黄色野菜類	150	150	表６	1
その他の野菜類	200	200		
果物類	150	100	表２	1
藻類	5	3	表６	
調味料類	50	40	他	0.5

*日本糖尿病学会 編著：糖尿病食事療法のための食品交換表，第７版，文光堂，東京，2023.

表1-3-3　６つの基礎食品群・３色食品群

６つの基礎食品群			３色食品群	
第１群	タンパク質源	肉類，魚介類，卵，大豆，大豆製品	赤群	血液・筋肉をつくる
第２群	カルシウムの供給源	牛乳，ヨーグルト，乳製品，小魚，藻類		
第３群	カロテンの供給源：緑黄色野菜類	ほうれん草，小松菜，人参，かぼちゃ	緑群	体の調子を整える
第４群	各種ビタミンの供給源：緑黄色野菜以外の野菜と果物	大根，かぶ，白菜，キャベツ，玉ねぎ		
第５群	炭水化物・糖質を多く含む食品	ご飯，パン，麺類，いも類	黄群	エネルギー源となる
第６群	油脂類	植物油，バター，マーガリン，動物脂類		

食品群は，穀類，いも類・でん粉類，砂糖・甘味類，豆類，種実類，野菜類，果実類，きのこ類，藻類，魚介類，肉類，卵類，乳類，油脂類，菓子類，嗜好飲料類，調味料・香辛料類，調理加工食品類に区分されている。ライフステージごとに過不足がないように食品摂取量が表示されている（**表 1-3-2, 表 1-3-3**）。

3. 献立作成

各個人・施設に対応した献立を作成する。

献立には日本料理，中華料理，西洋料理，エスニック料理などがある。また，特別食として 病態別・形態別，スポーツ栄養食，ライフステージ対応食などがある。

献立とは食品・料理の分類により主食，主菜，副菜，汁物などを組み合わせたもので，日本料理の形式は１汁３菜が基本である。郷土料理，行事食の取り入れ，各季節の食品選択と調味料を把握する必要がある。

対象者の年齢，性別，身体活動量，健康状態から必要栄養量（栄養目標量）を算出し，嗜好・食材の選択（旬の食材）と食費の予算を検討・評価し，食事提供後の喫食情報を把握し，改善する。調理システム・調理条件について考慮し，調理従事者と献立内容について意見交換し，喫食率に配慮した献立であることが必要である。

1）ライフステージ対応の献立作成：食品選択，調理形態の対応

2）日常食の３食の献立の割り振り

3）エネルギー制限食，タンパク質制限食，脂質制限食，糖質制限食，塩分制限食，カリウム制限食，食物繊維制限食などの治療食対応の献立

4）食形態区分の献立（常食，軟食，治療食，流動食など）：調理方法の変化に注意する。咀嚼・嚥下障害者を対象とした献立

5）行事食

１月　１～３日（正月）：おせち料理，雑煮
　　　７日：七草粥
２月　３日（節分）：恵方巻
３月　３日（桃の節句）：ちらし寿司，ハマグリの吸い物
　　　春分の日（春の彼岸）：ぼた餅
４月　８日（花祭り）：甘茶
５月　２日（八十八夜）：新茶
　　　５日（端午の節句）：柏餅
７月　７日（七夕）そうめん
　　　土用丑の日：ウナギの蒲焼き
８月　15 日（お盆）：精進料理
９月　９日（重陽の節句）：栗ご飯
　　　中旬頃：月見団子

秋分の日（秋の彼岸）：おはぎ

10 月　十三夜：月見団子，栗ご飯

11 月　15 日（七五三）：千歳飴

12 月　24 日（クリスマスイブ）：クリスマスケーキなど

31 日（大晦日）：年越しそば

各給食施設，家庭で 6 月の行事食，郷土食の取り入れの工夫をする。

6）毎月 1 日の行事食の取り入れ（毎月無事に過ごせてきたことへの感謝の日）

7）誕生日祝いの献立

4. 実施，評価，改善

各ライフステージの食事摂取基準の食品構成を参考に献立が作成され，食事が提供されている。評価の対象は実際に提供された食事であり，食品の選択，組み合わせ，彩り，味付け，食事量により評価される。食品の季節感からも評価することが望ましい。喫食調査を行い，問題点を摘出し，改善を図る。評価の結果から献立内容の修正を実施する。調理作業上，支障のある献立の問題点も評価し，改善を図る。

（中西 靖子）

第2章　栄養教育

第1節　栄養教育の基本

1. 栄養教育の目的

栄養教育は，対象者の生活の質（QOL）を高め，栄養だけでなく健康の立場から，より良い食生活を目指すことである。その目的をしっかり持って実施計画を立てなければいけない。理想的な生活改善が，対象者にとってのQOLの向上につながるとは，必ずしもいえない。対象者が幸せだと感じる生活が何かを見きわめて，栄養実施計画を立てていくことが大切である。

■ 基本原則

1）対象者の把握と栄養アセスメント：身体計測，臨床検査データ，食事摂取・生活状況・食歴などにより行う。
2）栄養診断と栄養指導計画：問題点の整理と分析，目標の設定，指導方法の決定を行う。
3）指導の実施：各種教育技法を用いて実施する。個人指導と集団指導がある。
4）指導の評価：理解度，態度，実践度，身体の栄養状況を評価する。
5）再評価と再指導：残されている問題点や新たに加わった問題点を明らかにする。

2. 集団指導と個人指導

集団指導は多人数を一度に教育する方法である。集団栄養食事指導料は，患者15人以内で40分以上が標準となっている。集団指導はほとんどの疾患に利用することができるが，個人指導を組み合わせるとさらに指導効果を上げることができる。また，がんや拒食症のように心理的な問題を伴う疾患や，特殊な疾患，感染症や白血病など隔離が必要で集団扱いができない疾患には，個人指導が適している。

■ 集団指導の長所

- 短時間に多くの人に情報提供することができるので，時間，労力，経済的に効率がよい。
- 参加している患者同士で連帯感が得られ，疾病に対する不安や孤独感が解消される。

■ 集団指導の短所

- 小集団では事前に患者の個人的な特性を把握できるが，大集団では困難である。
- 知識や教育のレベル，理解度，年齢などに差が生じるため，指導（教育）内容や媒体を合わせにくい。
- 疾患により様々な病態を経過するため，指導内容や媒体を合わせにくい。

■ 個人指導の長所

- 指導者と患者との間によりよい人間関係を築きやすい。
- 患者の社会的背景，知識，理解度，身体状況などを参考にしながら，個人の特性に合ったきめ細かな指導ができる。

■ 個人指導の短所

- 時間がかかる。
- 労力を要する。
- 患者に孤独感を与える。

3. 栄養指導の流れ

1）医師は栄養指導が必要と判断した患者について栄養指導の日時を予約し，同時に「栄養指導依頼表（栄養指導箋)」を発行する。
2）管理栄養士は医師の指示内容を確認し，栄養指導を行う。指導は本人だけでなく，家族の調理担当者も同席させる。
3）指導では，患者の把握，栄養評価，問題点の分析を行い，具体的な指導を実施する。
4）指導（教育）の評価をし，次回の指導日を予約する。再指導を行う。
5）担当者は栄養指導内容をカルテに記載（または添付）して，医師に報告し，栄養相談室に控えを保管する。
6）この過程を繰り返し行う。

4. 栄養指導媒体

栄養指導・相談媒体活用の目的は，対象者（患者・家族）に対して栄養教育内容を的確に伝え，正しく認識させることにある。さらに，日常生活において食事療法の実践が容易であることも求められる。媒体は，臨床にかかわる部分は簡単なものであっても医師の同意のもとに作成する。

■ 媒体に求められる特性

- 再現性があり，指導内容を正確に伝達できる。
- 興味や関心をもたせることができる形式（形態）である。
- 理解が容易で，動機付けが可能である。
- 印象深く心に残る形式（形態）である。
- 対象者の理解度や実行度により対応でき，組み合わせの選択が可能である。
- 指導者が変わっても指導内容に一貫性が生まれる。
- 実践的で利用しやすい。

■ 主な媒体の特徴と作成ポイント

- 料理，食品の実物見本：栄養バランスのとれた料理の組み合わせや，指示栄養量に合った食事例など，料理や食品を実際に見ることができ，食事量などとるべき量を認識できる。
- 演示媒体〔紙芝居，人形劇，うちわ劇（うちわの表と裏に異なる絵が描かれた紙人形劇）〕：対象者の理解力や年代に応じて，栄養指導（教育）の内容が楽しく，簡単に理解され，伝達されるように作成して演じる。
- 映像媒体（映画，ビデオ，スライドなど）：見る人の意識が画面に集中されるため，理解されやすく効果的な媒体といえる。
- 印刷物（パンフレット，リーフレットなど）：絵や写真などを組み入れて視覚に訴えることができ，理解されやすく，持ち運びが簡単な媒体である。指導後，家庭において食品や料理の再現性が容易である。
- 食品模型（フードモデル）：米飯，魚，肉，野菜などの食品，調理済み食品などが実物大で精工につくられている。視覚に訴え，実際に食べる量，個々の食品量の把握が容易である。

5. コミュニケーションを楽しくするためのカウンセリング技法の導入

■ カウンセリングを学ぶキーポイント

- カウンセリングとは相手の話を聴くこと。
- 話の中から問題点を引き出す。
- 初対面のイメージが大切（笑顔）。

5.1. カウンセリングの専門用語に慣れる

カウンセリングを行う場合，面談を行う人を「カウンセラー」という。栄養教育の場合は，栄養士がカウンセラーとなる。カウンセリングを受ける側，教育や指導を受ける人を「クライアント」という。クライアントが話したい気持ちになれるかどうか，カウンセラーがクライアントの信頼を得られるかどうかが，カウンセリングでは重要になってくる。「この人になら安心して話ができる」と思われるような信頼関係をつくることを「ラポールの形成」という。

5.2. 言語メッセージと非言語メッセージ

言葉で表わせるメッセージを**言語メッセージ**，言葉によるコミュニケーションを**バーバルコミュニケーション**という。また，言葉に表わせないメッセージを**非言語メッセージ**，言葉によらないコミュニケーションを**ノンバーバルコミュニケーション**という。

食行動を変容するための栄養教育において，クライアントの非言語メッセージを読み取ることが大切となる。しぐさや様子からクライアントの言葉の裏側の本当の気持ちを読みとることができるよう，話の聞き方や問いかけ方などの技術を身につける必要がある。

5.3. カウンセリングの４つの基本姿勢

1）観察：クライアントのしぐさや様子をよくみる

クライアントが面談場所に入ってくるところから心を配ることが大切である。時間の守り方，ノックの仕方，声の調子や視線，座る位置など，クライアントについてのすべてがカウンセリングの情報となる。

2）傾聴：話のすべてを受け止めてしっかり聴く

クライアントが間違ったことを訴えても，途中で遮ったり，修正したりせず，まず訴えをすべて聴くことが大切である。

3）確認：相手の言葉を繰り返す

同じ言葉でも聞いた相手によってとらえ方は違うものであるから，互いが正しく共通した理解で話をするためにも，相手の言葉を繰り返して確認することが大切である。

4）共感：一緒に考える

相手の悩みや不安，生活に寄り添って一緒に考える。

6. 栄養教育の評価

栄養教育の評価は，教育課程の各ステージ別に行われることとする意見もある。①ニーズの調査，②目標の決定，③企画，④実施，⑤評価の段階ごとに評価を実施する必要がある。①～③が企画の評価，④がプロセスの評価，⑤が結果評価となる。

従来の評価方法は結果評価に限定されていたとの問題点が指摘されている。今回の栄養教育の評価は，①臨床的評価，②教育的評価，③ QOL の評価，④指導方法の評価，⑤医療経済的評価，の５つの側面からの検討が必要である。このような，客観的で総合的な評価により改善効果がみられることで，栄養教育がさらに重要視されてくる。

（紅谷 加津江）

第２節　栄養マネジメント

栄養マネジメントとは，健康行動目標達成のための栄養教育において，計画（plan），実施（do），評価（check），改善（action）のマネジメントサイクルの一連の流れのもとに対象者の行動を支援し，運営・管理することである。

栄養マネジメントでは，栄養教育の必要な対象者を選び出すことが必要となる。この対象者を選び出すことを**栄養スクリーニング**という。

次に，その対象者の栄養状況や健康状態を，検査データや問診，食事調査によって評価する**栄養アセスメント**を行う。栄養アセスメントでは，対象者の顔色や様子などから健康状態を把握することも大切な情報となる。

これらの栄養アセスメントにより，対象者にどのような栄養教育が必要かを考えて**栄養プラン**を立てる。栄養プランには，人や時間，場所，経費などの実施可能な環境設定も考慮しておくことが必要である。栄養教育の実施方法には個人指導や集団指導があり，それぞれの状況や必要性に応じて実施される。栄養教育では，対象者または対象集団の栄養改善を目的とした行動目標が設定され，行動プランが立てられる。ここで，対象者の環境や希望，実施可能性やモチベーションを考慮し，対象者主体の目標設定を行うことが望ましい。その後，対象者の行動変容や努力の状況，改善状況などの経過記録の報告によるモニタリングを行いながら，必要に応じて情報提供や支援を行う。また，モニタリングの途中での中間評価において，目標達成のための変更なども積極的に行い，実施しやすい環境をつくることが大切である。

目標期間が終了した時点で，結果評価を行う。ここでは，検査データや体重などの数値で表われるものだけではなく，意識改善やモチベーションの向上，QOL の変化などの主観的な改善も評価としてとらえることが大切であり，次へつなげる大切なアセスメントとなる。

栄養マネジメントの一連の流れでは，結果評価に基づいて継続教育や新たな企画運営に向けての改善提案を行うなどのフイードバックを行いながら，よりよい栄養マネジメントの構築につなげていくことが大切である。

（紅谷 加津江）

第３節　衛生管理

1．衛生管理の基本

衛生管理は，給食施設などにおける食中毒を予防するために『大量調理施設衛生管理マニュアル』[1)]に基づき行う。調理過程（原材料の受け入れ段階から提供まで）における重要管理事項を示すとともに，衛生管理体制を確立し，これらについて点検・記録を行い，必要な改善措置を講じる。マニュアルに書かれている調理過程における重要管理事項を以下に示す。

1）原材料受け入れおよび下処理段階における管理を徹底すること。

2）加熱調理食品については，中心部まで十分加熱し，食中毒菌などを死滅させること。

3）加熱調理後の食品および非加熱調理食品の二次汚染防止を徹底すること。

4）食中毒菌が付着した場合に菌の増殖を防ぐため，原材料と調理後の食品の温度管理を徹底すること。

『大量調理施設衛生管理マニュアル』[1)]に示されている各工程の衛生管理を以下で説明する。

1.1.　原材料の受け入れと保管の衛生管理

1.1.1.　原材料の受け入れ

1）品名，仕入れ先の名称，所在地，生産者（製造者・加工者も）の名称，所在地，ロットを確認可能な情報（年月日表示やロット番号）仕入れ年月日を記録し，書類を１年保管する。

2）原材料について納入業者が定期的に実施する微生物および理化学検査の結果を提出させる。その結果については，保健所に相談などして，原材料として不適と判断した場合には，納入業者の変更など適切な措置を講じる。書類は１年保管する。

3）調理従事者などが必ず立ち合い，検収場で鮮度，品質（納入業者による運搬の際の適切な温度管理を含む），異物の混入などにつき，点検を行い，その結果を記録する。

4）食肉類，魚介類，野菜類などの生鮮食品については，１回で使い切る量を調理し，当日に仕入れるようにする（缶詰，乾物，調味料などの常温保存が可能なものを除く）。

1.1.2.　原材料の保管

1）隔壁などで他の場所から区分された専用の保管場所に保管設備を設け，食肉類，魚介類，野菜類など，食材の分類ごとに区分して保管する。

2）専用の衛生的な蓋つき容器に入れ替えることなどにより，原材料の包装の汚染を保管設備に持ち込まないようにするとともに，原材料の相互汚染を防ぐ。

1.2.　調理工程での衛生管理

1.2.1.　下処理

汚染作業区域をしっかりと分け，非汚染作業区域と交差しないようにする。二次汚染のリスクを小さくするには，下処理担当者と調理担当者を別にすることが必要である。

1.2.2. 野菜・果物を加熱せずに供する場合

1）流水（飲用適のもの）で十分洗浄する。

2）必要に応じて殺菌を行った後，十分な流水ですすぎ洗いを行う。

1.2.3. 加熱調理

加熱調理では，温度と時間により細菌を制御できる。食中毒菌の発育至適温度は20～50℃であり，例えばサルモネラ属菌は60℃で30分，腸炎ビブリオ菌は60℃で15分，腸管出血性大腸菌は75℃で1分加熱すれば死滅する。また，ウイルスや寄生虫および虫卵も熱に弱い。しかし，細菌の産生毒素は通常の加熱調理温度では破壊されにくく，ブドウ球菌の毒素などは100℃で30分の加熱にも耐える。また，エルシニア・エンテロコリチカのような発育温度が0～40℃の低温微生物は，冷蔵庫内でも発育するので注意が必要である。さらに，焼き物・揚げ物は150～200℃の高温で調理されるが，中心部の温度が60～80℃に止まったり，冷凍食品で解凍が不十分な場合には中心温度が上がらないため，注意を要する。

■ 加熱調理のポイント

- 加熱調理食品は中心温度計を用いて，中心部が75℃で1分以上（二枚貝などノロウイルス汚染の恐れのある食品の場合は85～90℃で90秒以上）加熱し記録する。
- 中心温度の測定点は，揚げ物，焼き物，蒸し物，炒め物で3点以上，煮物は1点以上とする。
- 調理を開始した時間と，最終的な加熱処理時間を記録する。
- 加熱調理後，食品を放冷する場合や，切る，和えるなどする際は，器具や手に付着した細菌で二次汚染が起こらないように注意する。
- 加熱調理後に食品を冷却する場合は，できるだけ短時間で行い，30分以内に中心温度を20℃付近（または60分以内に中心温度を10℃付近）まで下げるようにする。冷却開始・終了時刻を記録する。

1.3. 調理済み食品の提供・保管の衛生管理

調理が終了した食品は速やかに提供する。調理後，喫食までの時間は2時間以内とする。食中毒の多くは調理終了から提供までの保管時間が長いことが原因で発生するため，室温放置は厳禁である。調理後，冷蔵保管する場合は，あらかじめ保管スペースを確認しておき，室温での時間を短くする。室内に放置すると，空気中に浮遊する菌による汚染のリスクも高める。

2. 衛生教育

『大量調理施設衛生管理マニュアル』[1)]に基づき，栄養部門関係者が食材納入業者や喫食者に対して衛生教育を行う。調理従事者への衛生教育は，「労働安全衛生法」で従業員の採用時に行うことが義務付けられている。食品衛生法では，食品関係営業者は食品衛生管理者（資格:医師，歯科医師，薬剤師，厚生労働大臣の登録を受けた管理栄養士など）を置くことを規定し，各地方公共団体の食品衛生法施行条例では，施設または部門ごとに，食品衛生責任者（従業員の中から定める。資格：食品衛生管理者，栄養士，調理師など）を設置し，従業員の衛生教育や健康管理などを定期的に行うこととしている。

2.1.　調理従事者への衛生教育

2.1.1.　衛生教育の方法

1）年間計画や月間計画を立て，健康管理，食中毒防止，作業の安全性など，重要性の高いテーマから取り上げていく。

2）施設内での勉強会やミーティング，外部団体主催の研修会への参加，ビデオやポスター，パンフレットなどを用いて注意を喚起する。

2.1.2.　手洗いの徹底

手洗いは，以下のタイミングで必ず流水・石鹸によりしっかりと2回（その他の時にはていねいに1回），手指の洗浄・消毒を行うよう指導する。

1）作業開始前および用便後。

2）汚染作業区域から非汚染作業区域に移動する場合。

3）食品に直接触れる作業に当たる直前。

4）生の食肉類，魚介類，卵殻など微生物の汚染源となる恐れのある食品などに触れた後，他の食品や器具などに触れる場合。

5）配膳の前。

なお，使い捨て手袋を使用する場合には，原則として交換を行う。

2.2.　食材納入業者への衛生教育

日頃から情報収集に努め，衛生管理，品質管理の確かな業者から食材を購入する。

1）継続的に購入する場合は，配送中の保管温度の徹底を指示し，納入業者が定期的に行う原材料の微生物検査などの結果の提出を求める。

2）納入業者についても，月1回以上の検便実施が望ましい。

2.3.　喫食者への衛生教育

手洗いの励行や，食堂入室前の服装や履物を清潔なものにさせるほか，個人の衛生管理を徹底させる。

3.　在宅においての衛生管理

各施設に合った内容の衛生点検表が，利用者の自宅においてあることはないので，家族をはじめ，ヘルパーの方には，チェックリストを示して確認する。

1）始業前と調理作業の都度，手洗いを怠らないこと。手洗いでは二次汚染防止のため，共用タオルは使わず，使い捨てペーパータオルなどを使用する。

2) 手指に創傷がある場合は，黄色ブドウ球菌の感染の恐れがあるので，調理作業には従事させない。
3) 調理後の食品は，病原菌増殖予防のため，調理終了後から２時間以内に喫食することが望ましい。
4) 調理したものを保管する場合，容器に調理した日の日付を記入し，新しいものを奥に置き，古いものから先にとりやすいようにして，手前から使用する。
5) 調理器具はスポンジタワシに中性洗剤を付けて洗った後，80℃，５分以上の殺菌を行う。ふきん，タオルなども中性洗剤で洗い，100℃，５分以上の殺菌を行い，清潔な場所で乾燥させることが望ましい。

引用文献

1) 厚生労働省：大量調理施設衛生管理マニュアル．https://www.mhlw.go.jp/file/06-Seisakujouhou-11130500-Shokuhinanzenbu/0000139151.pdf（2025 年 1 月 24 日確認）

（紅谷 加津江）

第３章　栄養ケア・マネジメントの展開

第１節　栄養ケア・マネジメントの基礎

栄養ケアとは栄養状態の把握，栄養療法に関する過程を実施することである。栄養ケア計画は，栄養補給法（経消化管栄養法と経静脈栄養法），経口栄養補給法の選択，対応は個人と集団（医療機関・福祉施設など）で実施される。

栄養ケアを行ううえで，2005年の介護報酬改定により**栄養ケア・マネジメント**（nutrition care and management：**NCM**）の手法が取り入れられた。その後，2008年に行われた第15回国際栄養士会議（ICD2008）のワークショップで栄養管理プロセスのセッションがあり，AND（Academy of Nutrition and Dietetics）が発行する**栄養ケアプロセス**（nutrition care process：**NCP**）についての書籍の翻訳版を出すことが決まり，2012年に日本栄養士会から出版され，各地で研修会が開催され普及してきている（**図3-1-1**）。

栄養ケア・マネジメントは，ヘルスケアサービスの一環として個々人に最適な栄養ケアを行い，その実務遂行上の機能や方法，手順を効率的に行うためのシステムで，介護保険の導入から始まったことから，主に高齢者の栄養管理に用いられることとなった。栄養ケア・マネジメントの手順は，次の６段階で構成される（運用については第４節を参照）。

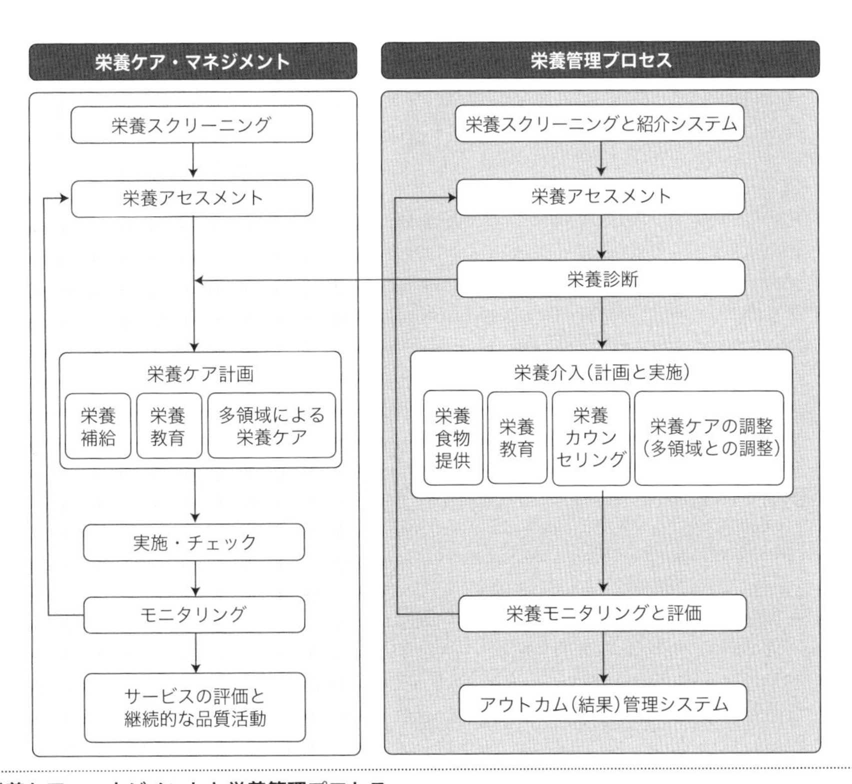

図3-1-1　栄養ケア・マネジメントと栄養管理プロセス
出典：日本栄養士会ホームページ（https://www.dietitian.or.jp/career/ncp/）

■ 栄養ケア・マネジメントの手順
1）栄養スクリーニング
2）栄養アセスメント
3）栄養ケア計画（栄養補給，栄養食事相談，多職種による栄養ケア）
4）実施・チェック
5）モニタリング
6）評価（継続的に 1）の栄養スクリーニングに戻る）

栄養管理プロセスは栄養管理システムや用語・概念の国際的な統一を目指して始まった栄養管理手法で，次の４段階で構成される。（運用については第３節を参照）

■ 栄養管理プロセス
1）栄養アセスメント（代謝回転の遅い静的アセスメントと代謝の変動をとらえる動的アセスメント）
2）栄養診断
3）栄養介入
4）栄養モニタリング

栄養状態の把握・評価のために栄養スクリーニングを実施し，その結果から栄養状態を評価・診断する栄養アセスメントを行い，定期的に観察し記録するモニタリングを実施し，栄養評価を行い，継続して記録を残すという，栄養管理の過程，進行，経過，処理，対応などの業務である。

栄養スクリーニングでは栄養状態を把握するために食事摂取量，体重減少率，血液と尿の生化学測定などを行う。栄養状態のスクリーニングには**MNA®-SF**（Mini Nutritional Assessment-Short Form）[註1]，**MUST**（Malnutrition Universal Screening Tool）[註2] などを使用し，低栄養リスクを判定する。2024年度の診療報酬改定で，今まで使用していた SGA（Subjective Global Assessment）はスクリーニングとアセスメントが同時に行われることから除外された。また，血液検査データからはアルブミンによる評価が，低栄養の状態ではなく予後因子として有効であることから，スクリーニングから除外された。

2024 年度の診療報酬改定により，低栄養のアセスメントは GLIM（Global Leadership Initiative on Malnutrition）基準を用いることが推奨され，「栄養状態良好」「中等度栄養不良」「高度栄養不良」を評価する。その他の栄養アセスメントは，次の５項目から問題点を抽出する。
1）食物・栄養関連の履歴（栄養状態の把握，食生活の把握，喫食量調査，栄養素摂取調査など）
2）身体計測（身長，体重）
3）臨床検査（血液と尿の生化学データ，免疫能），機能検査
4）臨床診査，栄養に焦点をあてた身体所見（フィジカルアセスメント）

[註1] 高齢者用の栄養スクリーニングツール。詳細は，ニュートリー株式会社ホームページ内「キーワードでわかる臨床栄養 令和版」WEB 版を参照。https://www.nutri.co.jp/nutrition/keywords/ch5-1/keyword3/（2025 年 1 月 16 日確認）

[註2] 主に在宅患者向けに開発されたスクリーニングツール。詳細は，ニュートリー株式会社ホームページ内「キーワードでわかる臨床栄養 令和版」WEB版を参照。https://www.nutri.co.jp/nutrition/keywords/ch5-1/keyword4/（2025年1月16日確認）

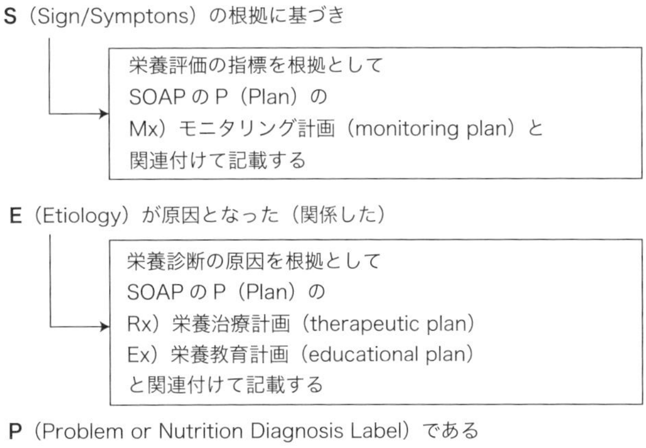

S（Sign/Symptons）の根拠に基づき

栄養評価の指標を根拠として
SOAP の P（Plan）の
Mx）モニタリング計画（monitoring plan）と
関連付けて記載する

E（Etiology）が原因となった（関係した）

栄養診断の原因を根拠として
SOAP の P（Plan）の
Rx）栄養治療計画（therapeutic plan）
Ex）栄養教育計画（educational plan）
と関連付けて記載する

P（Problem or Nutrition Diagnosis Label）である

図 3-1-2　PES（Problem related to etiology as evidenced by signs and symptoms）による栄養診断の記述

5）既往歴，病歴，治療歴

栄養診断とは，栄養管理プロセスにおける栄養アセスメントと栄養介入の途中に，栄養アセスメントをもとに対象者の栄養状態を診断することであり，病気を診断することではない。栄養診断は，栄養領域に限定された現象や状態を診断することであり，栄養介入により問題を完全に解決できる内容，または少なくとも徴候と症状を改善することができる内容である。

栄養診断は以下の３つの領域と定義される。

■ 栄養診断の３つの領域

1）NI（nutrition intake：摂取量）：経口摂取や静脈栄養補給法を通して摂取するエネルギー，栄養素，水，生物活性物質に関する問題
2）NC（nutrition clinical：臨床栄養）：栄養代謝と臨床検査，または身体状況に関する栄養の所見，問題
3）NB（nutrition behavioral/environmental：行動と生活環境）：知識，態度，信念，物理的環境，食物の入手や食の安全に関する栄養素所見，問題

上記の領域において 70 の栄養診断（**付表３**参照）が認められている。また，栄養診断の記載方法は，「**PES 報告書**」と呼ばれる文章表現を活用し，簡潔な一文で記載する（**図 3-1-2**）（第３節第２項参照）。

栄養改善プランを作成する場合には，以下の３項目として記載する。

Mx）：monitoring plan（モニタリング計画）

Rx）：therapeutic plan（栄養治療計画）

Ex）：educational plan（栄養教育計画）

アウトカム評価を行い，再評価のためスクリーニングに戻ることを繰り返して行う一連の流れが，栄養ケアの流れとなる。

■ GLIM 基準

GLIM 基準は，世界の栄養学関連の学会が協力して「Global Leadership Initiative on Malnutrition

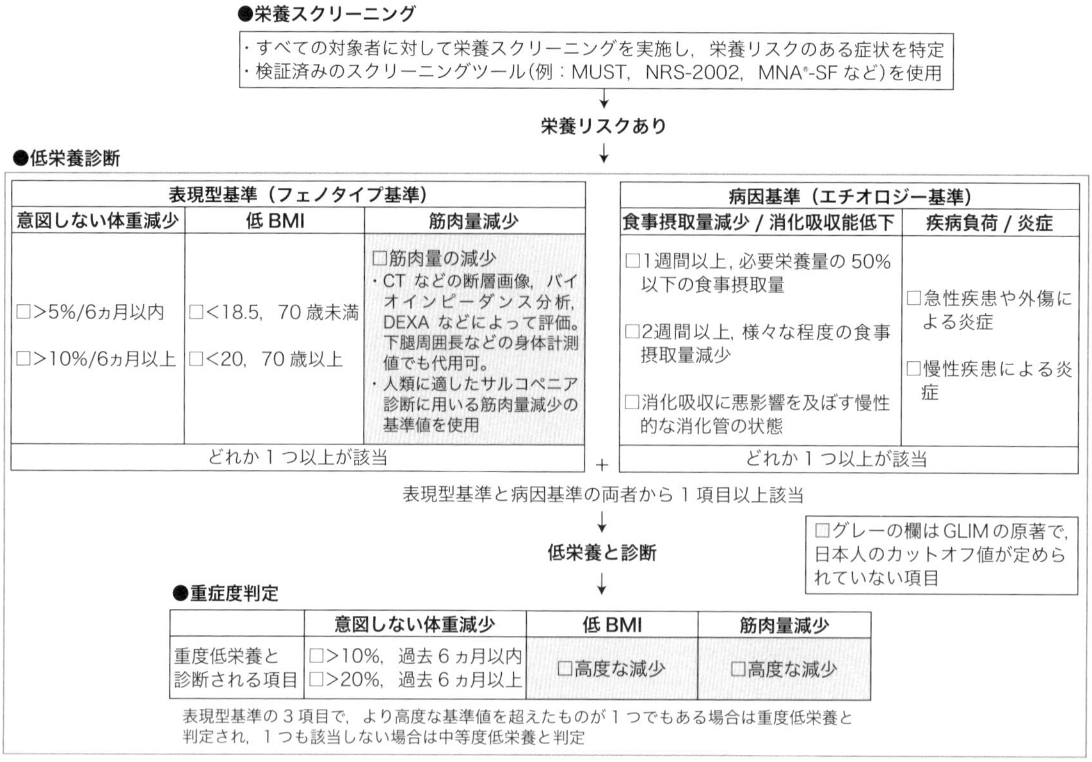

●栄養スクリーニング

・すべての対象者に対して栄養スクリーニングを実施し，栄養リスクのある症状を特定
・検証済みのスクリーニングツール(例：MUST，NRS-2002，MNA®-SF など)を使用

↓

栄養リスクあり

↓

●低栄養診断

表現型基準（フェノタイプ基準）		
意図しない体重減少	低 BMI	筋肉量減少
□>5%/6ヵ月以内 □>10%/6ヵ月以上	□<18.5，70 歳未満 □<20，70 歳以上	□筋肉量の減少 ・CT などの断層画像，バイオインピーダンス分析，DEXA などによって評価。下腿周囲長などの身体計測値でも代用可。 ・人類に適したサルコペニア診断に用いる筋肉量減少の基準値を使用
どれか１つ以上が該当		

＋

病因基準（エチオロジー基準）	
食事摂取量減少 / 消化吸収能低下	疾病負荷 / 炎症
□1週間以上，必要栄養量の 50%以下の食事摂取量 □2週間以上，様々な程度の食事摂取量減少 □消化吸収に悪影響を及ぼす慢性的な消化管の状態	□急性疾患や外傷による炎症 □慢性疾患による炎症
どれか１つ以上が該当	

表現型基準と病因基準の両者から１項目以上該当

↓

低栄養と診断

↓

□グレーの欄はGLIM の原著で，日本人のカットオフ値が定められていない項目

●重症度判定

	意図しない体重減少	低 BMI	筋肉量減少
重度低栄養と診断される項目	□>10%，過去６ヵ月以内 □>20%，過去６ヵ月以上	□高度な減少	□高度な減少

表現型基準の３項目で，より高度な基準値を超えたものが１つでもある場合は重度低栄養と判定され，１つも該当しない場合は中等度低栄養と判定

図 3-1-3　GLIM 基準による低栄養診断のプロセス
MUST：Malnutrition Universal Screening Tool，NRS-2002：Nutritional Risk Screening 2002，MNA®-SF：Mini Nutritional Assessment Short-Form，BMI：body mass index，DEXA：Dual energy X-ray absorptiometry。
出典：日本栄養治療学会ホームページ（https://www.jspen.or.jp/glim/glim_overview）（2024 年 10 月 10 日改訂版より）

(GLIM)」として低栄養の診断基準を提唱したものである。GLIM 基準では，食物摂取不足による低栄養だけでなく，疾病関連性の低栄養も考慮されており，今後世界標準の低栄養評価ツールとなることが期待されている。

日本では，2024 年度の診療報酬改定において回復期リハビリ病棟基準１では必須事項になり，それ以外の栄養管理計画を作成するうえではGLIM 基準を使用して低栄養のアセスメントを実施することが望ましいとされた。

GLIM 基準による低栄養診断のアプローチ（**図 3-1-3**）は，すべての対象者に対し検証済みのスクリーニングツール（例：MUST，NRS-2002，MNA®-SF など）を用いて栄養スクリーニングを実施し，栄養リスクのある症例を特定する。

次に，低栄養診断を確定するために，表現型基準３項目（意図しない 体重減少，低 BMI，筋肉量減少）と病因基準２項目（食事摂取量減少/消化吸収能低下，疾患による負荷/炎症反応）のすべての項目をチェックし，両基準からそれぞれ１つ以上の項目が該当する場合に低栄養と診断する。

さらに重症度判定においては，表現型基準の３項目において，より高度な基準値を超えたものが１つでもある場合は重度低栄養，そうでない場合は中等度低栄養と判定する。

（西宮 弘之）

第２節　栄養ケア・マネジメントを臨地実習で学ぶために

栄養ケア・マネジメント（NCM）は，今日のわが国の医療・福祉分野における栄養管理業務の根幹となっている。「栄養ケア」は，人が食べ物を食べ，消化・吸収・代謝し，生体機能を維持し生活を営んでいくプロセスである「栄養」を「ケアする＝配慮をもって見る（診る・看る・視る）」ことである。「マネジメント」は一般に「管理」などと訳されるが，「困難な状況に対処し，問題を解決することができる〔manage：to be able to solve your problems, deal with a difficult situation（『Oxford Learner's Dictionaries』より）〕」というニュアンスを含む。すなわちNCMを実践する管理栄養士は，医療・福祉の現場において，様々な困難な状況に対処しながら，疾患を持つ患者や介護を必要とする対象者の栄養状態の維持改善，疾病の治療，そしてQOLの向上に寄与するために，力の限りを尽くすことが使命であるといえる。

管理栄養士養成校では「人間栄養学」を基盤に臨床栄養学などの科目でNCMについて学修するが，医療・福祉の現場で実際にNCMがどのように展開されているかを臨地実習で学ぶためには，さらに事前学習が欠かせない。医療・福祉の現場では，NCMが診療報酬・介護報酬の制度に組み込まれ，管理栄養士などの実務に実装されている。

制度と実務の観点から，業務にかかわる多職種の連携，電子カルテシステム，給食管理とのかかわりなどを含めて，実際にどのように運用されているのかを多角的な視点から学び，理解し，修得しなければならない。さらには急性期・慢性期・回復期医療，介護施設などの医療・福祉の各領域の特徴を踏まえたNCM業務のサイクルの違いや，退院・退所後を見据えた医療・介護の連携，在宅療養支援などについても理解しなければならない。

以降の節では，NCMの基本構造に沿って，各手順を制度や実務の視点から確認するとともに，栄養ケアプロセス（NCP）の項目である栄養診断の考え方，昨今の医療・福祉現場で特に重要な多職種連携による「食べる楽しみの支援の充実」や在宅療養支援を含めたNCMの展開について，臨地実習ならびに事前・事後学習で学ぶうえでのポイントをまとめる。

（髙田 健人）

第３節　医療における栄養ケア・マネジメントの展開

医療機関では疾病の治療や重症化予防を主目的に栄養管理が行われるが，患者には複数の疾患が併存していたり，合併症を伴っていたりするケースも少なくない。そして何よりも患者の予後に影響する問題は，低栄養である。近年は低栄養と炎症との関連が注目されており，早期に把握して対処することが求められている。

また，高齢患者などでは慢性疾患の治療と低栄養改善の両立や，退院後の生活療養と予後を考慮して支援するなど，複数の問題から優先順位を決めたうえで栄養ケアを実施する必要がある。このような複雑なケースにおいて対処すべき栄養問題を明確にし，適切な栄養ケア計画を立案するうえで一助となるのが，栄養診断の考え方である。ここでは，医療機関で行われる栄養スクリーニング，栄養アセスメント，および栄養診断に基づく栄養ケア計画立案から実施・チェック，モニタリングの手順とそれぞれの考え方ついて記載する。

1．医療における栄養スクリーニング

栄養スクリーニング指標はいくつか開発されているが，医療機関で用いるためには入院時のルーチン業務として簡便かつ非侵襲的な方法で実施でき，さらに患者特性や施設の状況に適したものでなければならない。また，低栄養を見落とすことがないよう，複数の指標を組み合わせたり，項目を追加して運用したりするケースもある。したがって，臨地実習では医療機関の特徴（扱う疾患や患者特性など）を理解し，実際にどのような方法で行われているのかを学ぶ必要がある。代表的な栄養スクリーニング指標として，日本のガイドライン[1)]で推奨されている**主観的包括的栄養評価**（Subjective Global Assessment：**SGA**）[2)]，入院成人患者などを対象とする **NRS 2002**（Nutritional Risk Screening-2002）[3)]，一般的な臨床検査のみから結果が得られるため他の指標と組み合わせることのできる **CONUT**（Controlling Nutritional Status）[4)]，65歳以上を対象とした **MNA**（Mini Nutritional Assessment）[5)]，**GNRI**（Geriatric Nutritional Risk Index）[6)]，成人用の MUST [7)] などがある。CONUT 以外に共通する項目として身体計測値（特に体重減少と BMI）と食事摂取状況があり，疾患などによる身体的・精神的ストレスと合わせて特に重要であることがわかる。

2．医療における栄養アセスメントと栄養診断

栄養スクリーニングにより特別な栄養管理が必要と判定された場合，詳細な**栄養アセスメント**に基づいて栄養状態が適正か評価・判定する。医療現場では，潜在的なものも含めて，栄養状態が「過剰（肥満，高血糖，脂質代謝異常など，主に生活習慣病と関連する過栄養の問題）」と「欠乏〔加齢による虚弱（フレイル）・やせ，手術による侵襲，食事摂取量低下や不適切な経腸静脈栄養管理などによるエネルギー・栄養素の摂取不足などの低栄養の問題〕」という形で，患者に栄養問題が存在する。

また，栄養状態は常に一定ではなく，病期の進行や治療経過によって短期的・長期的に変動する。そのため，栄養アセスメントでは多角的な視点から経時的（動的）に把握し，その都度優先すべき栄養問題を判定することが求められる。さらに，単に栄養問題の有無のみならず，それが「なぜ」起きたか，原因を分析し，解決に導くための栄養ケア計画に結び付けなければならない。したがって，様々な病態の患者に対して的確に栄養アセスメントを行えることは，管理栄養士にとって最も重要な専門的技術の1つであるといえる。

栄養アセスメントでは，身体計測や臨床検査のほか，集中治療室の重症患者などでは間接熱量計によるエネルギー代謝の測定が行われる場合もある。

また，昨今は古典的なマラスムスやクワシオルコルに限らず，疾患と炎症による代謝変化と関連する低栄養（disease related malnutrition：**DRM**）という概念も定着してきており，低栄養診断の国際基準としてGLIM基準が策定されている[8]。GLIM基準は2024（令和6）年度診療報酬改定で栄養評価に活用することが盛り込まれており，医療現場における注目度が高まっている[9]。さらに，近年は米国栄養士会によって提案された栄養管理の国際基準である栄養ケアプロセス（NCP）の概念から「栄養診断」が導入され，標準化されたPES表記が活用されている。以下に，主な栄養アセスメント手法と項目，および栄養診断について要点を示す。

2.1.　主な栄養アセスメント手法と項目

2.1.1.　臨床診査（フィジカルアセスメント）

現病歴や既往歴，家族歴などに関する情報，栄養状態に関連する自・他覚症状（消化器症状や食欲不振，痛みなど），摂食嚥下機能，浮腫や腹水，血圧や呼吸などのバイタルサインといった各項目について，カルテ閲覧や他職種への聞き取りにより情報を収集し，さらに必要に応じて管理栄養士が問診や触診を実施して把握する。必要な項目は患者の病態によって異なり，網羅的に把握できない場合は優先すべき項目を適切に選択する。患者から的確に情報を得るためには，問診票を作成してあらかじめ記入してもらうことが有用である。さらに，患者と信頼関係を構築するためのコミュニケーションは欠かすことができないため，患者と接する態度，言葉づかい，姿勢，身だしなみといった接遇についても事前に確認しておく。

2.1.2.　臨床検査

患者から採取した血液や尿などから得られる測定値が，基準範囲や病態の判別根拠となる値に照らしてどの程度差があるかを，数値として客観的に評価する。各指標の基本的な特徴を知るとともに，病態や生理的要因（性別，年齢，遺伝など），食事や脱水，薬などの影響でどのように変動するか，また，他の指標とどのように関連するのか理解しておくことが重要である。

特に低栄養の代表的な指標である**血清アルブミン値**は，炎症や脱水の有無に左右されるため，単独で評価することはできない点に注意が必要である。なお，検査結果は通常カルテに記載されているため比較的容易に得られる情報であるが，あくまでも物差しの1つであるということを念頭に，管理栄養士が実際に患者をみることの重要性を理解しておくことが大切である。

2.1.3.　身体計測

体格の把握および人体の構成成分（骨格筋や体脂肪など）を算出するための方法であり，身長，体重，体組成などを測定する。寝たきりなどで身長や体重を測定できない場合には，推定式を用いる場合もある。医療現場では，ベッドに寝た状態や座位状態の患者について，キャリパーやメジャーテープを使用して下腿周囲長，上腕周囲長，皮下脂肪厚などを測定する場合もある。この方法は測定者により測定結果に誤差が生じやすいため，患者への声掛けや体位変換の指示などを含めて，測定を的確に行えるように臨地実習前に十分に訓練することが望ましい。

2.1.4.　食事摂取状況評価

患者の食事摂取状況を確認し，エネルギーや栄養素の摂取量が適切であるかを評価する。入院患者には給食が提供されるため，残食量から喫食量を把握することができる。ただし，一般に残食量は看護師などが下膳時に確認してカルテに記載するため，ある程度の誤差が生じると考えたほうがよい。そのため，低栄養リスクの高い患者などでは，管理栄養士がミールラウンドを行うことが望ましい。

ミールラウンドにより，喫食量のみならず，口腔機能や摂食嚥下機能の問題，食事形態の適切性，嗜好などを把握することができるため，包括的な食事摂取状況評価が可能となる。さらに，ミールラウンドで得られる情報は，退院した後に入所する介護施設や在宅サービス事業者などに提供する情報としてもきわめて重要であり，退院支援による医療・介護・在宅連携の観点からも，管理栄養士は積極的に実施すべきである。

一方，外来患者については，患者や家族に数日分の食事記録（飲料，嗜好品なども含め，口に入るものすべての記録）を依頼し，その情報をもとに栄養相談の際に詳細な聞き取りを行って把握するのが一般的である。なお，食事記録は申告誤差，特に過少申告が発生しやすいことが報告されている[10, 11]。

食事摂取状況評価の精度を高めるために，患者の疾患に応じて確認すべき食事内容や摂取量についてフードモデルなどの標準化ツールを用いて確認し，さらに生活習慣についても広範に聞き取り，習慣的な食事摂取状況を把握する必要がある。したがって，限られた時間内で正確に把握するために，管理栄養士には幅広い知識と高度な技術，そして何よりも豊かな経験が求められる。

2.2.　総合的な栄養状態の評価・判定と栄養診断

栄養アセスメントによって把握された内容を総合的に検討し，栄養問題がどのような原因と徴候・症状によるものなのか評価・判定することで，適切な栄養ケア計画の立案が可能となる。

近年は栄養管理の国際基準であるNCPの導入により，栄養アセスメントと栄養介入の中間の段階として「栄養診断」によるPES表記が定着しつつある。**PES**とはP：Problem or nutrition diagnosis label（栄養診断用語），E：Etiology（栄養状態を悪化させている原因や要因），S：Sign/Symptoms（症状の特徴としてPの根拠となる栄養アセスメントデータ）からなり，定型化された簡潔な一文で記述する方式である。なお，日本語では「Sの根拠に基づき，Eが原因となった（関係した），Pの栄養状態と診断する」と記述することが推奨されている[12]。

「**P**」は70種類の国際標準化された栄養診断用語から最も適するものを選択する。栄養ケアによって解決または改善可能であること，複数該当する場合はより早く解決すべき重要度の高い問題から優先順位をつけて，３つ以内に絞ることに留意が必要である。

「E」は「P」の直接の原因であり，「E」を解決するためにエネルギーおよび栄養素の投与ルートや投与量，栄養指導の内容や回数といった栄養ケア計画を立案する。

「S」は栄養診断の根拠となる症状の特徴であり，栄養アセスメントによって得られた客観的データなどを記述する。また，「S」はモニタリングにおいて確認すべき項目であり，改善の目標となる値および達成までの期間について栄養ケア計画で検討する。

栄養診断とPES表記は手順が標準化されていることから，特に実務経験の浅い管理栄養士や学生が活用することでアセスメント能力の向上に寄与するとされている。一方，米国で作成された栄養診断用語の概念が日本の臨床栄養管理の実態に当てはまらない場合もあり，さらに記述が定型化されることで患者から得られた主観的，叙述的（ナラティブ）な情報がそぎ落とされる弊害もあるかもしれない[13]。

症例検討では栄養診断用語を「選択」することに注力するのではなく，患者の生活背景や人生に向き合い，原因や背景を多角的な視点からアセスメントし，どうすれば問題を解決し，患者のQOL向上に寄与できるのか考え議論することが大切である。

3. 医療における栄養ケア計画の立案，実施・チェック，モニタリング

栄養アセスメントにより栄養管理上の問題点とその関連要因が明らかとなった患者に対し，その問題点を解決または改善するために，適切な**栄養ケア計画**（栄養管理計画書）を立案する。また，治療の一環として，患者の栄養状態を良好に保つため，栄養アセスメントに基づくエネルギー必要量や『日本人の食事摂取基準』[10]を満たすように医師の食事箋をもとに病院給食を提供する。管理栄養士は，基本となる献立をベースに食事形態の調整や特別治療食への展開献立を立案する。

ここでは栄養ケア計画の基本的な要素である栄養補給，栄養教育，多職種連携による栄養ケアならびに栄養ケア計画の実施・チェック，モニタリングの考え方について記載する。

3.1. 栄養ケアの目標

栄養ケア計画によって到達すべき短期・長期目標を患者とともに設定する。目標はできるだけ具体的かつ定量化できる数値目標とし，臨床上の重要性の高さから，実現可能性を考慮して達成までの期間とともに設定する。

3.2. 栄養補給

3.2.1. 栄養補給法

摂食嚥下機能が保たれ，消化管機能に支障がない場合は，経口摂取（食事療法）が原則である。重度の摂食嚥下機能障害や上部消化管の閉塞，または意識障害などによって経口摂取が不可能な場合には，経腸栄養法が第１選択となる[1,14]。これは腸管免疫能を正常に保ち，合併症であるバクテリアルトランスロケーションを防ぐためである。

なお近年では，重症患者においてもできるだけ早期に経腸栄養を開始することが予後の改善に有用とされ，集中治療室などに入室後48時間以内に経腸栄養を開始することが，診療報酬の算定要件となっ

ている。

消化管機能が損なわれている場合などでは静脈栄養法が選択されるが，腸管免疫能を正常に保つために，可能であれば経腸栄養の併用や，できるだけ早期に経腸栄養法に移行することが推奨されている。

3.2.2.　エネルギー投与量

エネルギー投与量は基礎代謝量，活動状態，ストレスの程度などにより変化するエネルギー必要量に基づいて決定する[1]。

算出には，①体重あたり25～30 kcalを基準とし，ストレスの程度に応じて調整する，②間接熱量計により安静時エネルギー消費量を測定して算出する，③『日本人の食事摂取基準』における基礎代謝基準値を参照する，④Harris-Benedict式などを用いて基礎エネルギー消費量を予測し，活動量や病態を考慮して算出する，といった方法があるが，生体における真の必要量を測定することは臨床現場では不可能なため，いずれの方法でも誤差が生じると考えるべきである。

なお『日本人の食事摂取基準』によれば，エネルギーの投与量と消費量の差，すなわち**エネルギー出納**は体重変化として現れ，成人の場合は体重が維持されていればエネルギー出納は釣り合っていると考えられる[10]。したがって，体重が栄養管理の目標に沿って意図した通りに変化（あるいは維持）しているかをモニタリングし，意図しない変化があればただちにエネルギー投与量を修正することが求められる。

3.2.3.　栄養素の投与量

タンパク質が優先的に設定される場合が多い。基本は『日本人の食事摂取基準』[10]を参照，もしくは体重あたり0.8～1.0 g/日を基準とし，病態とストレスの程度に応じて増減させる。

特に代謝亢進（術後，熱傷などの高度ストレス）や褥瘡がある場合などで必要量が増加する。また，保存期腎不全では尿毒症の症状を抑制するために投与を制限する。一方，透析患者においては透析膜からのアルブミン喪失のため，必要量は増加する。肝不全患者では必要量が増加するが，肝性脳症による高アンモニア血症をきたした場合には制限し，分岐鎖アミノ酸製剤を併用する。

これらは各種診療ガイドラインを参照して個別に対応する必要がある。その他の栄養素は基本的に『日本人の食事摂取基準』[10]をベースに，病態に応じて脂質と炭水化物のエネルギー比率と微量栄養素（特に長期の中心静脈栄養管理による欠乏の回避のため）の投与量を算出する。また，水分は体重1 kgあたり30～40 mLを基準とし，病態に応じて増減する。エネルギー1 kcalあたり1 mLと簡易的に算出する場合もあるが，エネルギー投与量が少ない場合や食事摂取量が低下している場合には不足するため，注意が必要である。

3.2.4.　一般治療食と特別治療食の分類と献立展開

特別治療食は病態別分類（診療報酬による特別食加算として算定が認められる食事）が基本となる。一方，栄養成分別の分類（エネルギーコントロール食など）で管理される場合もあるが，この場合はそれぞれの食事の特徴から特別食にあてはめて診療報酬を算定するため，混乱しないように確認する必要がある。

一般治療食の食事形態調整や特別治療食への献立展開は臨地実習の課題として提示されることも多いため，栄養素のバランスのみならず，食材や調理法が適切に組み合わされ，おいしい食事が提供されることが大前提であることを十分に理解して実践できるよう，事前学習することが望ましい。

3.3.　栄養教育と退院支援

栄養教育は，栄養診断における「E（原因）」にアプローチし，栄養問題を解決することを目標に内容や回数を計画する。近年は，医療機関の機能分化により，急性期で早期に退院するケースも多く，入院中に問題を解決することが困難な場合もある。

そのため，入院患者に対する栄養教育では，退院後の療養生活や外来通院を通しての栄養教育が必要となることが多い。その際は，退院支援部門と連携して入院早期から退院計画が立てられ，退院先の住環境や生活状況にあわせた療養指導や宅配食サービスなどの社会資源の紹介，介護保険を利用する場合は栄養情報提供書（栄養サマリー）を作成して施設などへの情報提供，必要な場合は退院後に自宅を訪問し，病態に応じた食材選択や調理方法など療養に必要な指導を，患者本人や家族などの協力者に対して行う[15)]。

3.4.　多職種連携による栄養ケア

現代の医療現場は様々なチーム医療が展開されており，その代表として栄養サポートチーム（nutrition support team：**NST**）があげられる。NSTとは管理栄養士を筆頭に多職種が協力して，安全かつ有効な栄養管理を行うための医療チームであり，高度な低栄養などNSTの介入が必要な患者について主治医からの依頼によって介入する[1)]。

NSTの管理栄養士の主な役割は，専従者としてのチームのコーディネートである。栄養アセスメントにより必要な情報を事前に把握し，回診とカンファレンスでは他職種からの評価をとりまとめ，栄養補給法や投与量について医師に提案する。質の高いNST活動を行うためには，NSTのメンバーがそれぞれの職種に応じて栄養管理に関する高度の知識，技術を修得しておかなければならない。

3.5.　栄養ケア計画の実施・チェック，モニタリング

栄養ケアが計画通り実施されているか適宜チェックを行い，栄養診断の「S（徴候・症状）」に基づいてモニタリングを行う。

栄養状態を示す指標は日々急激に変化するものから緩慢な経過をたどり徐々に変化するものがあり，特に数日～10日程度の短期間の栄養状態の変化を把握するには**rapid turnover proteins**（**RTP**）と呼ばれる動的栄養評価に適した指標を用いる[16)]。

また，初期の計画において設定されたエネルギーや栄養素の提供量は必ずしも適正量であるとは限らないため，栄養状態やエネルギー出納の指標として体重の変化をこまめに確認する。炎症など代謝を亢進させる病態下での体重減少は体タンパクの崩壊を伴っているため，炎症マーカーのCRP（C-reactive protein）の変動にも注意を払う。

意図しない体重減少がみられ，脱水など他の原因が見あたらない場合には，エネルギー提供量の再評価を実施し，計画量を変更する必要がある。

また，身体への侵襲が大きい外傷や手術の後などには，ストレスによるエネルギー代謝の亢進がみられエネルギー需要が増大するが，回復の過程では沈静化してくるので，再評価し計画を修正する。

栄養補給法についても，経口摂取のみの患者で，モニタリングの結果，摂取量不足が継続し栄養状態の低下がみられた際に，経口摂取量の増加が見込めない場合には，経腸栄養法，静脈栄養法への変更や併用を検討する。経腸栄養法を実施していたが，経口摂取への変更が可能と判断された場合，経口摂取のリスクの有無を評価し，食欲，消化器症状などの有無，口腔衛生面の確認を経て，食事形態と提供量など新たなモニタリング項目を設定し，段階的な移行計画を実施する。

参考文献

栄養管理プロセス研究会：改訂新版 栄養管理プロセス，第一出版，東京，2022.

厚生労働省：「日本人の食事摂取基準（2025年版）」策定検討会報告書．https://www.mhlw.go.jp/stf/newpage_44138.html（2024年12月20日確認）

厚生労働省：入院時食事療養費に係る食事療養および入院時生活療養費に係る生活療養の実施上の留意事項について（通知），2020．https://www.mhlw.go.jp/web/t_doc?dataId=00tc4907&dataType=1&pageNo=1（2024年11月13日確認）

杉山みち子：栄養ケア・マネジメントの実装，日本ヘルスケアテクノ，東京，2022.

寺本 房子 他：演習で学べる在宅栄養支援─地域共生社会における管理栄養士の役割─，建帛社，東京，2020.

日本栄養士会 監訳：国際標準化 のための栄養ケアプロセス用語マニュアル，第一出版，東京，pp.1-9, 2012.

日本健康・栄養システム学会：令和３年度介護報酬対応：介護サービスにおける栄養ケア・マネジメントの実務の手引き，初版，2022.

日本健康・栄養システム学会：令和４年度老人保健健康推進費等補助金事業「リハビリテーション・機能訓練，口腔，栄養の一体的取組に関する調査研究事業」手引書・事例集，2023.

日本健康・栄養システム学会：令和５年度老人保健健康推進費等補助金事業「リハビリテーション・機能訓練，口腔，栄養の一体的取組に関する調査研究事業」報告書，2024.

日本健康・栄養システム学会：令和６年度介護報酬改定に基づく手引書．高齢者の口から食べる楽しみをいつまでも!! リハビリテーション・機能訓練，口腔，栄養の「一体的取組」のための手引書.

日本静脈経腸栄養学会 編：静脈経腸栄養ガイドライン，第３版，照林社，東京，2013.

望月弘彦：総論 身体計測の方法．日本静脈経腸栄養学会雑誌，32：1137-1141，2017.

引用文献

1) 日本静脈経腸栄養学会 編：静脈経腸栄養ガイドライン，第３版，照林社，東京，2013.
2) Detsky AS et al：What is subjective global assessment of nutritional status? JPEN J Parenter Enteral Nutr, 11：8-13, 1987.
3) Kondrup J et al：Nutritional risk screening（NRS 2002）：a new method based on an analysis of controlled clinical trials. Clin Nutr, 22：321-336, 2003.
4) J Ignacio de Ulíbarri et al: CONUT: a tool for controlling nutritional status. First validation in a hospital population. Nutr Hosp, 20: 38-45, 2005.
5) Guigoz Y：The Mini Nutritional Assessment（MNA）review of the literature -What does it tell us? J Nutr Health Aging, 10：466-485; discussion 485-487, 2006.
6) Bouillanne O et al：Geriatric Nutritional Risk Index: a new index for evaluating at-risk elderly medical patients. Am J Clin Nutr, 82：777-783, 2005.
7) Malnutrition Action Group（MAG）(a standing committee of the British Association for Parenteral and Enteral Nutrition)：The “MUST” explanatory booklet. http://www.bapen.org.uk/pdfs/must/must_explan.pdf
8) Cederholm T et al：GLIM criteria for the diagnosis of malnutrition -A consensus report from the global clinical nutrition community. Clin Nutr, 38：1-9, 2019.
9) 厚生労働省保険局医療課：令和６年度診療報酬改定の概要【入院 III（回復期）】．https://www.mhlw.go.jp/content/12400000/001251537.pdf（2024年11月13日確認）
10) 厚生労働省：「日本人の食事摂取基準（2025年版）」策定検討会報告書．https://www.mhlw.go.jp/stf/newpage_44138.html（2024年12月20日確認）

11) 佐々木敏：わかりやすいEBN と栄養疫学．In：栄養疫学入門，佐々木敏 編，同文書院，東京，pp109-150，2005．
12) 栄養管理プロセス研究会：改訂新版 栄養管理プロセス．第一出版，東京，2022．
13) 杉山みち子：栄養ケア・マネジメントの実装，日本ヘルスケアテクノ，東京，2022．
14) ASPEN Board of Directors and the Clinical Guideline Task Force: Guidelines for the use of parenteral and enteral nutrition in adult and pediatric patients. JPEN J Parenter Enteral Nutr, 26：1SA-138SA, 2002.
15) 日本在宅栄養管理学会：訪問栄養食事指導実践テキストブック，メディア・ケアプラス，東京，2021．
16) 二村 昭彦 他：栄養サポートチーム（NST）における Rapid Turnover Protein（RTP）測定の有用性．静脈経腸栄養，24：941-947，2009．

（髙田 健人）

第４節　介護福祉・在宅における栄養ケア・マネジメントの展開

1.　口から食べる楽しみの支援の充実

介護保険施設は要介護認定を受けた高齢者が入所して生活を送る施設である。このうち，介護老人保健施設（老健）では入所者の在宅復帰，在宅療養支援のための地域拠点およびリハビリテーションを提供する施設としての機能強化[1)]，介護老人福祉施設（特別養護老人ホーム：特養）ではいわゆる「終の棲家」として重度の要介護者の看取りのためのケアの充実が図られている[2)]。

介護福祉サービスにおける栄養ケア・マネジメント（NCM）の手順は，基本的には先述した医療と大きな違いはない。しかし，介護施設や在宅は「生活の場」であり，疾患の治療よりもQOLの向上がより一層重視される。ここでは，近年の介護報酬改定におけるNCMの動向から，介護福祉および在宅療養への展開にかかわる重要なポイントを示す。

1.1.　ミールラウンドとカンファレンスによる経口維持の取り組み

ミールラウンドは，栄養アセスメントとして入所者が食事を食べている様子を観察し，食事摂取状況や，食べることに支障をきたす問題として摂食嚥下困難，口腔機能低下，姿勢の乱れ，認知症の食事中の徴候・症状（傾眠や拒食など）を多角的に把握して，多職種連携で対応する取り組みである。

2015（平成27）年度介護報酬改定で多職種によるミールラウンドとカンファレンスが「経口維持加算（I）（II）」として制度に実装された。また，2021（令和3）年度に新設された「栄養マネジメント強化加算」では利用者50名に対し管理栄養士が１人以上配置される体制強化とともに，管理栄養士による週３回以上のミールラウンドの実施が算定要件に組み込まれ，今日では介護保険施設の管理栄養士の最も重要な業務の１つとなっている[3)]。

1.2.　リハビリテーション・機能訓練，口腔，栄養の連携による一体的取り組みの推進

リハビリテーション・機能訓練，口腔，栄養の取り組みは，一体的に運用されることで効果的な自立支援・重度化防止につながることが期待されており，医師，歯科医師，リハビリテーション専門職（理学療法士，作業療法士，言語聴覚士），機能訓練指導員，管理栄養士，歯科衛生士などの多職種が協働して総合的に実施されることが，政策課題として2021年度介護報酬改定の柱となった[4)]。

筆者がかかわった研究から，「リハビリテーション専門職・機能訓練指導員，栄養専門職，歯科口腔専門職が連携して設定した目標を個別のリハビリテーション計画または機能訓練計画に反映できている」というかたちで「一体的取り組み」が推進されている施設は，NCMの実施状況が良好であることが示されている[4)]。

これらの報告をもとに，2024（令和6）年度介護報酬改定では「リハビリテーション・機能訓練，栄養，口腔の三領域が共同して計画書を作成し共有すること」などが介護報酬の算定要件として評価され，「一

体的計画書」の新たな様式例も示された[5)]。管理栄養士は多職種連携の中で専門性を発揮し，効果的なNCMを展開していくことが一層求められている。

1.3.　在宅のNCMへの展開

介護保険制度創設から四半世紀が経過する中，高齢者介護は施設から在宅へと広がりをみせている。介護保険の在宅サービスを利用する高齢者のうち７割程に低栄養リスクがみられるという報告もあり[6)]，摂食嚥下障害や認知症ケアなどへの対応も含め，NCMが在宅へと展開されることが強く求められている。

日本栄養士会は日本在宅栄養管理学会と連携して認定制度を創設し，**在宅訪問管理栄養士・在宅栄養専門管理栄養士**の養成を進めている[7)]。しかし，在宅療養者に対する管理栄養士のかかわりとして，診療報酬による在宅患者訪問栄養食事指導と介護報酬による居宅療養管理指導が制度としてあるものの，いずれも算定件数はきわめて少ないのが現状である。

また，2021年度介護報酬改定では，通所サービス事業所の栄養改善加算において，利用者ごとの栄養ケア計画にしたがい，「必要に応じて当該利用者の居宅を訪問し，管理栄養士等が栄養改善サービスを行うこと」が算定要件に追記された[8)]。通所サービスは，利用者が週に数日ほど通い，リハビリテーション・機能訓練および生活介護を利用するサービスである。昼食を食べて帰宅することが多いが，医療機関や介護施設と比べると限られた専門職の人的資源の中で，低栄養リスクや食べることにかかわる問題を的確に把握することは困難な場合も多い。そのため，必要な際に管理栄養士が在宅訪問し，通所サービス利用者の日常的な食事状況を確認できるようになったことは大きな進展であるといえる。

さらに2024年度介護報酬改定では，管理栄養士による居宅療養管理指導が通所サービス利用者においても算定可能となり，利用者の急性憎悪などによって一時的に従来の限度回数を超えて算定できるようになるなど，在宅医療・介護のニーズへ適切に対応するための改革が進められている[9)]。

在宅訪問するための事前準備として，必ずサービス計画書を把握し，利用者のニーズをしっかりと確認する必要がある。在宅の栄養アセスメントの項目には，食事は誰と食べているか/1人で食べているのか，食材の買い物や食事の支度は誰が行うか，食事の回数（1日3食しっかり食べられているか），食事中にむせはないか，義歯の不適合はないか，といったことがあげられ，住環境や食環境を含めて多角的に確認し，日常に潜んでいる食と栄養の課題を把握する必要がある。また，地域で連携できる医療福祉の専門職やサービス事業者を把握し，介護支援専門員と連携して支援体制のネットワークを構築することも求められる。

現状，臨地実習で学生が実際に在宅訪問する機会はあまりないと思われるが，今後ますますニーズが高まる在宅領域のNCMについて，第４章の事例も参考に，在宅領域で活躍する管理栄養士について関心を高めてもらいたい。

参考文献

厚生労働省：「日本人の食事摂取基準（2025 年版）」策定検討会報告書．https://www.mhlw.go.jp/stf/newpage_44138.html（2024 年 12 月 20 日確認）
厚生労働省：入院時食事療養費に係る食事療養および入院時生活療養費に係る生活療養の実施上の留意事項について（通知），2020．https://www.mhlw.go.jp/web/t_doc?dataId=00tc4907&dataType=1&pageNo=1（2024 年 11 月 13 日確認）
杉山みち子：栄養ケア・マネジメントの実装，日本ヘルスケアテクノ，東京，2022．
寺本 房子 他：演習で学べる在宅栄養支援―地域共生社会における管理栄養士の役割―，建帛社，東京，2020．
日本健康・栄養システム学会：令和３年度介護報酬対応：介護サービスにおける栄養ケア・マネジメントの実務の手引き，初版，2022．
日本健康・栄養システム学会：令和４年度老人保健健康推進費等補助金事業「リハビリテーション・機能訓練，口腔，栄養の一体的取組に関する調査研究事業」手引書・事例集，2023．
日本健康・栄養システム学会：令和５年度老人保健健康推進費等補助金事業「リハビリテーション・機能訓練，口腔，栄養の一体的取組に関する調査研究事業」報告書，2024．
日本健康・栄養システム学会：令和６年度介護報酬改定に基づく手引書．高齢者の口から食べる楽しみをいつまでも !! リハビリテーション・機能訓練，口腔，栄養の「一体的取組」のための手引書．
日本在宅栄養管理学会：訪問栄養食事指導実践テキストブック，メディア・ケアプラス，東京，2021．

引用文献

1)　全国老人保健施設協会：平成 30 年度老人保健事業推進等補助金（老人保健健康増進等事業）介護老人保健施設の目的を踏まえた施設の在り方に関する調査研究事業報告書．2019．https://www.roken.or.jp/wp/wp-content/uploads/2019/04/H30report_roken_mokuteki_arikata-1.pdf（2024 年 11 月 13 日確認）
2)　新出まなみ 他：介護保険施設における高齢者の最期まで「食べること」を支援し看取るための栄養ケア・マネジメント（第 1 報）．日本健康・栄養システム学会誌，15（2）：4-11，2015．
3)　髙田健人 他：介護老人福祉施設・介護老人保健施設における栄養ケア・マネジメントの取り組み–2021 年度施設実態調査．日本健康・栄養システム学会誌，21（2）：22-33，2022．
4)　日本健康・栄養システム学会：令和４年度老人保健健康増進等事業（老人保健事業推進費等補助金）「リハビリテーション・機能訓練，口腔，栄養の一体的取組に関する調査研究事業」報告書．2023．
5)　厚生労働省老健局老人保健課：リハビリテーション・個別機能訓練，栄養，口腔の実施及び一体的取組について．令和６年３月 15 日通知．https://www.mhlw.go.jp/content/001227728.pdf（2024 年 11 月 13 日確認）
6)　榎　裕美 他：在宅療養要介護高齢者における栄養障害の要因分析–the KANAGAWA-AICHI Disabled Elderly Cohort（KAIDEC）Study より．日本老年医学会雑誌，51：547-553, 2014．
7)　日本栄養士会：在宅栄養専門管理栄養士とは．https://www.dietitian.or.jp/career/certifiedspecialist/homecare/（2024 年 11 月 13 日確認）
8)　厚生労働省老健局老人保健課：令和３年度介護報酬改定の概要（栄養関連）．https://www.mhlw.go.jp/content/10900000/000818036.pdf（2024 年 11 月 13 日確認）
9)　厚生労働省老健局：令和６年度介護報酬改定の主な事項について．https://www.mhlw.go.jp/content/12300000/a001195261.pdf（2024 年 11 月 13 日確認）

（髙田 健人）

第４章　症例における施設別実践編

第１節　病院における栄養ケアの取り組み

人が病気になって病院で治療を続けなければならない，あるいは，入院治療が必要になる場合も少なくはない。その時に食事療法の継続や病態に合わせた治療食の継続が重要になってくる。

その際に医療専門職の管理栄養士・栄養士は，栄養指導や食事療法のスキルを患者がわかりやすく継続できる指導を行うことで，患者の QOL 向上に貢献できる。

第 1 に，病態によって制限せざるをえない食材や栄養素は病気の種類により様々であることを，エビデンスのある情報を理解したうえで指導を行うことが必要である。指導を行う時には，患者の生活に合わせて継続できる料理や調理方法の内容を指導することで，継続を可能にすることができる。

第 2 に，病態を抱えたまま高齢化に伴い嚥下などの課題が加わることで，治療食の食形態を変化させなければならない患者が多くおり，入院栄養ケアにおいては食形態変更や付加食品の検討，さらには少量高栄養の献立調整が必要になる。本誌から様々な栄養ケアの方法を学び，それを参考にして患者の病態の改善と体力の維持向上に役立てていただきたい。

最後に，診療報酬改定により入院期間が短縮され，急性期病院では完治する前に後方病院への転院や介護施設への移動さらには，在宅への退院といった現状があり，当然食事療法も中途半端で終わってしまう。そのため，治療食を継続するためには他施設の管理栄養士・栄養士へ情報提供を行うことが重要となり，在宅では利用する通所施設や配食業者などのサービス提供業者へ情報を提供することが必要となる。

食事形態や病態栄養の情報が他施設と共通認識されていなければ，情報提供の意味がなくなってしまうため，食形態の共通情報として『日本摂食嚥下リハビリテーション学会嚥下調整食分類 2021』[1] に沿った栄養ケア計画の内容を情報提供することで，入院から在宅へのシームレスな栄養ケアが実現できることになる。

引用文献

1)　日本摂食嚥下リハビリテーション学会 嚥下調整食委員会：日本摂食嚥下リハビリテーション学会嚥下調整食分類 2021．日摂食嚥下リハ会誌，25（2）：135–149，2021．https：//www.jsdr.or.jp/wp-content/uploads/file/doc/classification2021-manual.pdf（2025 年 1 月 9 日確認）

（西宮 弘之）

■ 本章の見出の説明

(S)：subjective data（主観的データ）
(O)：objective data（客観的データ）
(A)：assessment（評価）
(P)：plan（計画）
Mx)：monitoring plan（モニタリング計画）
Rx)：therapeutic plan（栄養治療計画）
Ex)：educational plan（栄養教育計画）

症例１　２型糖尿病，成人期の入院患者

患者データ

性　別：男性
年　齢：36 歳
病　名：２型糖尿病
主　訴：血糖管理不良
家族歴：特記事項なし
喫　煙：なし
飲　酒：なし
運　動：なし
生活背景：警備員
家族構成：独居
身体所見（栄養相談介入時）：
身長（cm）：168.7
体重（kg）：77.3
BMI（kg/m²）：27.2
血圧（mmHg）：116/80
脈拍（拍/分）：89
臨床検査（栄養相談介入時）：
Hb（g/dL）：16.4
Alb（g/dL）：4.0
Cr（mg/dL）：0.73
eGFR（mL/分/1.73m²）：98.7
FBG（mg/dL）：178
TG（mg/dL）：105
HDL-C（mg/dL）：44
LDL-C（mg/dL）：126
HbA1c（%）：11.2
尿タンパク定性：–
尿糖定性：4+
尿ケトン体定性：–

1．患者の状態と把握

著者は病院に勤務する管理栄養士である。インスリン調整目的で入院加療した症例を提示する。血糖管理不良の２型糖尿病症例である。インスリン療法を導入したが，自己中断し，食事療法に対する取り組みも不十分であった。入院によりインスリン治療と食事療法を実施した際にはグルコース（FBG）は改善し，退院後しばらくはヘモグロビン A1c（HbA1c）7%台で推移していた。しかし，次第に血糖管理不良となったため，今回の入院加療となった。

1.1.（S）

独居で職業は警備員である。日勤と夜勤があり，現場責任者であるため，警備業務終了後も事務作業のために残業することが多い。日勤の昼食，夜勤明けの朝食は欠食することが多く，食事時間は不規則である。食事はコンビニエンスストアとスーパーマーケットを利用した中食が中心である。朝食は主食のみで炭水化物が主体，夕食は主菜の惣菜を数品摂取し，エネルギー摂取量は多く，野菜類の摂取量が少ない。休日はほとんど寝て過ごしている。栄養相談をこれまで利用したことはなく，糖尿病で食事療法が重要であることをほとんど理解していなかった。

1.2.（O）

1）自覚症状：四肢のしびれ感がある。糖尿病性網膜症の合併。
2）身体所見，臨床検査：身長 168.7 cm，体重 77.3 kg，BMI 27.2 kg/m^2，血圧 116/80 mmHg，脈拍 89 拍/分，尿タンパク定性（–），FBG 178 mg/dL，HbA1c 11.2%，クレアチニン（Cr）0.73 mg/dL〔推算糸球体濾過量（eGFR）98.7 mL/分/1.73 m^2〕，LDL コレステロール（LDL-C）126 mg/dL
3）食事摂取量：1 日 2 食で 1,600 kcal（朝食 550 kcal，夕食 1,050 kcal），タンパク質 55 g（13.8%エネルギー）
食事内容：
日勤
朝食：おにぎり 110 g × 3 個（5 時）

昼食：欠食

夕食：米飯 200 g，惣菜（焼き魚＋コロッケ＋とんかつまたは鯵フライなど），時々野菜料理（18 ～ 23 時）

休日

朝食：欠食

昼食：カレーライス，肉野菜炒めなど夕食分とまとめて調理（時刻不定）

夕食：昼食の残り（時刻不定）

夜勤

朝食：欠食

昼食：出勤前に食堂でそばかうどん(12 時)

夕食：からあげ弁当，焼き肉弁当など（18 時あるいは 3 時）

翌朝食：欠食

翌昼食：牛丼，カレーライスなど（12 時）

翌夕食：日勤の夕食同様（時刻不定）

4）体重の推移：20 歳で 90 kg であったが，23 歳で 109 kg と最高体重になった。28 歳で糖尿病を発症し，体重は 72 ～ 75 kg で維持。次第に自宅での体重測定を実施せず，入院時 77.3 kg（BMI 27.2）。

1.3.（A）

＃ 1：NI-5.8.2　炭水化物摂取量過剰

■ 栄養診断の根拠（PES）

＃ 1：FBG 178 mg/dL と高値であることから，栄養関連の知識不足が原因となった炭水化物摂取量過剰と栄養診断する。

1）継続的な食事療法の実践が困難である可能性がある。

2）食事摂取時間が不規則であるうえに欠食があり，1 日の摂取エネルギー量の 2/3 を就寝前に摂取しているため，体重管理に不利である。

3）休日はほとんど寝て過ごし，運動習慣がなく，身体活動量が少ない。

以上 1）～ 3）を把握したうえで栄養管理。

4）合併症：神経障害（四肢のしびれ感を自覚），単純糖尿病網膜症

5）臨床検査など：HbA1c 11.7 %，FBG 178 mg/dL と血糖管理不良であるが，低タンパク血症，貧血，脂質異常症を示唆する所見はない。尿糖陽性だが尿タンパク陰性で Cr 0.73 mg/dL であった。さらに血圧 116/80 mmHg，不整脈なし，脈拍 89 拍/分。

1.4.（P）

Mx）アウトカム設定：HbA1c < 7.0%，合併症予防。目標体重 < 70.0 kg（< BMI 25 kg/m^2）

Rx）栄養管理目標：適切な食事量の習得と規則正しい食生活（適正な食事摂取回数）の習得

Ex）栄養管理計画：

エネルギー量：1,900 kcal〔70 kg（目標体重）× 27 kcal ＝ 1,890 kcal〕。なお身体活動レベルは普通労作であるが，肥満のためエネルギー係数は 27 kcal とした。

炭水化物：275 g（58% エネルギー）

タンパク質：80 g（17%エネルギー）〔70 kg（目標体重）× 1.2 g/kg ＝ 84〕

脂質：53 g（25%エネルギー）

2. 栄養教育の実施と観察

- 適切な料理の組み合わせと適正な食事量によって，体重や血液データの改善が図れること，欠食や時間の不規則な食事は，体重増加や血糖値を悪化させる原因になることを説明した。
- 入院中の糖尿病食 1,900 kcal と栄養相談室のフードモデルを媒体とし，これまでの食事と比較し，普段の 1 食当たりのエネルギー摂取量やタンパク源の食品，野菜の摂り方の違いを確認

した。

- 社員食堂を利用し，タンパク質が多い主菜料理や食物繊維が含まれる野菜料理が付いている定食を選ぶよう勧め，残業で夕食が遅くなる時にも，社員食堂を利用するよう提案した。
- コンビニエンスストアやスーパーマーケットで惣菜を購入する際は，主食・主菜・副菜が揃うように心がけるよう説明し，商品選びのポイントを具体的に提案した〔うどんは揚げ玉入りから卵（主菜）入りに変更し，ほうれん草のお浸し（副菜）を追加する。おにぎり（主食）にサラダチキン（主菜）などとサラダ（副菜）を追加するなど〕。
- 運動習慣を身に付けるために，エレベーターでの移動を階段に切り替える，通勤時に１駅分歩くなど，生活の中で身体を動かす時間をつくることを心がけるように伝えた。
- 休日は気分転換を含めて近所を散歩するよう促した。
- 体重計を購入し，朝食前や入浴前など生活習慣に合わせて測定時間を決め，体重測定を毎日の習慣とするように勧めた。
- 交代勤務により，食生活が乱れやすいことを医師・看護師・薬剤師と情報共有した。
- 医師より，良好な血糖管理を行うために，インスリンと経口血糖降下薬による薬物療法と，食事療法，運動療法が必要であることを説明した。
- 医師より患者の産業医に，血糖管理の悪化には，交替勤務による生活リズムの乱れが関与していたことを報告し，退院後１ヵ月は日勤帯での勤務体制とするよう依頼した。
- 看護師より，血糖自己測定（self monitoring of blood glucose：SMBG）の実施や体重測定の必要性について指導し，糖尿病はセルフケアによって治療が奏功することを説明した。
- 退院後は，医師の外来に合わせて栄養相談を行うこととなった。

3. 総合評価と今後の指導

- 退院３ヵ月後，HbA1c は 11.2％→7.6％，体重は 77.3 kg → 75.0 kg（BMI 26.4 kg/m^2）と目標は達成できないながらも改善した。
- 退院後１ヵ月は夜勤がなく，生活リズムは安定し，２ヵ月目からは月１回の夜勤が開始となったが，欠食や遅い時間帯での食事とならないよう心掛けており，努力がうかがえた。
- 職場では定食を選び，主食のみの摂取や，脂質が多い惣菜を選択することが減り，栄養素バランスの良い食事を意識した惣菜の選び方へと変化した。
- 服薬管理は良好であり，SMBG は毎日実施できている。
- 運動については生活の中でできる限り歩くようにしており，休日に歩いて買い物に行くことを意識するようになった。
- 体重は毎日入浴前に測っている。

（小田 美香子）

● 症例２　糖尿病性腎症第3期

患者データ

性　別：男性
年　齢：60 歳
病　名：糖尿病性腎症第３期（顕性腎症期）
既往症：なし
家族歴：母が糖尿病
服薬状況：糖尿病治療薬，降圧剤
生活背景：調理担当は妻
家族構成：妻，子ども２人
身体所見：
身長（cm）：166.6
体重（kg）：65.2
BMI（kg/m^2）：23.5
骨格筋量（kg）：27.5
体脂肪量（kg）：15.6
体脂肪率（%）：23.9
握力（kg）：32.0
血圧（mmHg）：168/113
臨床検査：
Hb（g/dL）：11.8
Alb（g/dL）：4.1
Cr（mg/dL）：1.82
eGFR（mL/分/1.73 m^2）：42
UA（mg/dL）：7.7
K（mmol/L）：4.3
FBG（mg/dL）：114
TG（mg/dL）：170
HDL-C（mg/dL）：31
LDL-C（mg/dL）：90
HbA1c（%）：9.0
尿アルブミン定量（mg/日）：300
尿タンパク定量（g/日）：0.5

1. 患者の状態と把握

60 歳，男性。職業なし。37 歳の時，健診で糖尿病境界型を指摘された。49 歳の時，感染症で緊急入院となり，この際２型糖尿病と診断され，内服薬と食事指導により軽快退院。その後はコントロール不安定で，58 歳入院時に糖尿病性腎症第２期と診断され，病院食で糖尿病コントロールは改善した。60 歳でコントロール不良となり，入院となる。入院時，糖尿病性腎症第３期。

1.1. (S)

1) 日常の過ごし方としては，趣味である読書中心の生活。内向的な性格で，読書以外は主に鉢植え植物の手入れをして過ごしていた。食事への関心はあるが，減塩や食事のバランスなどについては無関心であった。自宅では妻が用意した食事を「草はいらない」と拒否し，即席麺，菓子，市販の惣菜や外食などを食べることが多かった。運動習慣はなかった。
2) 入院数日前からは，入院を控えていること，家族に強く食事や運動のことを指摘されたことから，菓子を減らし，散歩を開始するなど行動に変化がみられた。入院時「朝食前の血糖値がみるみる下がった。食事と運動は大切ですね」との発言があった。

1.2. (O)

1) 糖尿病性腎症第３期（**表 4-2-1**），降圧薬内服。
2) 身体所見，臨床検査：身長 166.6 cm，体重 65.2 kg（BMI 23.5 kg/m^2），血圧 168/113，握力 32.0 kg，骨格筋量 27.5 kg，体脂肪量 15.6 kg，体脂肪率 23.9%（InBody® 770 による計測），尿タンパク定量 0.5 g/日，尿アルブミン定量 300 mg/日，FBG 114 mg/dL，HbA1c 9.0%，Cr 1.82 mg/dL（eGFR 42 mL/分/1.73 m^2），尿酸（UA）7.7 mg/dL，カリウム（K）4.3 mmol/L，ヘモグロビン（Hb）11.8 g/dL

表 4-2-1　糖尿病性腎症病期分類 2023[註1]**（文献 1 より引用）**

病期	尿中アルブミン･クレアチニン比（UACR, mg/g）あるいは 尿中タンパク・クレアチニン比（UPCR, g/g）	推算糸球体濾過量（eGFR, mL/分/1.73 m^2）[註3]
正常アルブミン尿期（第 1 期）[註2]	UACR 30 未満	30 以上
微量アルブミン尿期（第 2 期）[註4]	UACR 30 ～ 299	30 以上
顕性アルブミン尿期（第 3 期）[註5]	UACR 300 以上あるいは UPCR 0.5 以上	30 以上
GFR 高度低下・末期腎不全期（第 4 期）[註6]	問わない[註7]	30 未満
腎代替療法期（第 5 期）[註8]	透析療法中あるいは腎移植後	

註 1：糖尿病性腎症は必ずしも第 1 期から順次第 5 期まで進行するものではない。また評価の際には，腎症病期とともに，付表を参考として慢性腎臓病（CKD）重症度分類も併記することが望ましい。
註 2：正常アルブミン尿期は糖尿病性腎症の存在を否定するものではなく，この病期でも糖尿病性腎症に特有の組織変化を呈している場合がある
註 3：eGFR 60 mL/分/1.73 m^2 未満の症例は CKD に該当し，糖尿病性腎症以外の CKD が存在しうるため，他の CKD との鑑別診断が必要である。なお血清クレアチニンに基づく eGFR の低下を認めた場合，血清シスタチン C に基づく eGFR を算出することで，より正確な腎機能を評価できる場合がある。
註 4：微量アルブミン尿を認めた患者では，糖尿病性腎症早期診断基準（糖尿病 48：757-759，2005 ）にしたがって鑑別診断を行ったうえで，微量アルブミン尿期と診断する。微量アルブミン尿は糖尿病性腎症の早期診断に必須のバイオマーカーであるの みならず，顕性アルブミン尿への移行および大血管障害のリスクである。GFR 60 mL/分/1.73 m^2 以上であっても微量アルブ ミン尿の早期発見が重要である。
註 5：顕性アルブミン尿の患者では，eGFR 60 mL/分/1.73 m^2 未満から GFR の低下に伴い腎イベント（eGFR の半減，透析導入）が 増加するため注意が必要である。
註 6：CKD 重症度分類（日本腎臓学会，2012 年）との表現を一致させるために，旧分類の「腎不全期」を「GFR 高度低下･末期腎不全期」とした。
註 7：GFR 30 mL/分/1.73 m^2 未満の症例は，UACR あるいは UPCR にかかわらず，「GFR 高度低下・末期腎不全期」に分類される。 しかし，特に正常アルブミン尿・微量アルブミン尿の場合は，糖尿病性腎症以外の CKD との鑑別診断が必要である。
註 8：CKD 重症度分類（日本腎臓学会，2012 年）との表現を一致させるために，旧分類の「透析療法期」を腎移植後の患者を含めて「腎代替療法期」とした。

3）食生活など：妻と子ども 2 人と同居，妻が食事準備。

朝食（午前 7 時）：食パン 6 切り 1 枚にバターまたはチーズ，ドレッシングを使用したサラダ少量，バナナ 1 本，コーヒー。間食（午前）：ピーナツ小袋 1 つ。昼食（正午）：①週 3 ～ 4 回外食(ラーメン＋チャーハン＋餃子)，②ご飯 1 杯，前日夕食残りのおかずや購入した惣菜，③即席麺，牛丼，お好み焼き，のいずれか。間食(午後)：和菓子 1 個。夕食(18 時)：例：ご飯 1 杯，エビフライ 2 尾，から揚げ 3 個，ドレッシングを利用したサラダ，味噌汁，コーヒー。摂取量概算（1 日あたり，昼食①の場合）：　2,328 kcal，タンパク質 67.8 g，脂質 69.1 g，炭水化物 358.7 g，食塩相当量 14 g（**表 4-2-2**）。

1.3.（A）

＃ 1：N1-5.7.2　タンパク質摂取量過剰

＃ 2：N-5.10.2（7）　ナトリウム（食塩）摂取量過剰

■ 栄養診断の根拠（PES）

＃ 1：糖尿病性腎症 2 期から第 3 期へと 2 年間で悪化していることから，食事療法に対する理解不足が原因となったタンパク質摂取量過剰と栄養診断する。

＃ 2：血圧が 168／113 mmHg と高値であることから，食事療法に対する理解不足が原因となったナトリウム（食塩）摂取量過剰と栄養診断する。

間食習慣，揚げ物頻度が高い。野菜不足，外食頻度が高い。

自宅での食事内容は聞き取りで確認していたが，妻同席での内容と比較して過少申告の傾向が強く，妻から修正されることが多かったことなどから，食事療法の重要性を理解し実施する環境作

表 4-2-2　入院前の食事内容

	食事内容
朝食（7：00）	食パン６枚切り１枚，バターかチーズ，サラダ少し，ドレッシング，バナナ１本，コーヒー
間食（午前）	ピーナツ小袋１つ
昼食（12：00）	①週３～４回外食(ラーメン＋焼き飯＋餃子),②ご飯１膳,前日夕食の残りのおかずや購入した総菜,③即席麺，④牛丼，⑤お好み焼き，のどれか
間食（午後）	和菓子１個
夕食（18：00）	ご飯１膳，エビフライ２尾，唐揚げ３個，サラダ，ドレッシング，味噌汁，コーヒー
摂取量概算（１日あたり）　※昼食①の場合 2,328 kcal，タンパク質 67.8 g，脂質 69.1 g，炭水化物 358.7 g，食塩相当量 14 g	

表 4-2-3　糖尿病性腎症第３期（顕性腎症期）の食事基準（文献２より引用）

第３期の場合,低タンパク質食(0.8～1.0 g/kg 目標体重/日)を考慮してもよい。低タンパク質食を実施する際には,エネルギー摂取量（普通の労作 30～35 kcal/kg 目標体重）の十分な確保が必要であり，より大きいエネルギー係数を考慮する。食塩摂取量は高血圧合併や顕性腎症の場合は，１日６g 未満が推奨される。

りが必要と考える。

1.4.（P）

Mx）タンパク質摂取量，食塩摂取量，血糖値，eGFR

Rx）目標体重は BMI 22 kg/m^2 の体重とした。エネルギー 2,000 kcal（32.7 kcal/kg 目標体重），タンパク質 50 g（0.8 g/kg 目標体重），食塩６g 未満とした。

Ex）栄養管理の短期目標として，①糖尿病性腎症食の食事療法の基本方針についての知識習得（**表 4-2-3**），②タンパク質の多い食品および食塩の多い食品を理解し，低タンパク質・減塩の具体的な献立や料理の工夫を学ぶこと，③入院生活を通して間食なしの習慣をつけること，④薄味に慣れること，とした。長期目標としては，血糖管理に配慮した食品の選択や食べ方を実行し，指示された栄養量の食事を継続的に実践できるようになること，とした。

2. 栄養管理の実施と観察

多職種からの働きかけもあり，腎臓にとって大切な時期にいるということを少しずつ理解し受け入れるようになっていたため，入院７日目の栄養指導で食事療法の概要を患者に説明した。

患者は，病院食は入院前の食事に比べると薄味であると気づくことができていた。減塩の具体的な方法，タンパク質を多く含む食品とタンパク質制限を行うための献立の工夫，血糖管理に配慮した食べ方と必要なエネルギー量をとるための食品の選び方，体重管理の大切さについて指導した。検査でカリウム 5.0 mEq/L に上昇したのを受け，翌日よりカリウム制限が食事に追加となったため，カリウム制限食の概要についても説明した。

栄養指導時，メモをとり，「外食は塩分が多いからやめた方がいい？」と質問をするなど，患者は食事療法の知識習得に前向きに取り組めていた。病院食摂取時には，その日に学んだ内容を振り返ってもらいたいこと，退院後に継続できそうな食事についても考えてもらいたいことを伝えた。

入院 13 日目，栄養指導を妻同席にて行った。

入院７日目の栄養指導の内容を事前に患者から聞いていた妻は，食事療法の書籍や塩分濃度計を購入し，計量器の練習もしていた。患者からは「塩分が多いから外食はやめる」など，食習慣改善に前向きな発言があった。

栄養指導では，食事療法の方針と，2,000 kcal (32.7 kcal/kg 目標体重)，タンパク質 50 g（0.8 g/kg 目標体重)，食塩６ g 未満の食品の目安量，減塩食の工夫，カリウム制限のポイント，血糖管理のために好ましい食事について，資料を用いて説明した。

入院 15 日目，退院となった。

3. 総合評価と今後の指導

入院時，進行性の腎機能低下を認めた。サルコペニアのリスクは低く，60 歳であったため，糖尿病性腎症第３期で低タンパク質食の食事療法が選択された。入院中の食事は，2,000 kcal(32.7 kcal/kg 目標体重)，タンパク質 50 g（0.8 g/kg 目標体重)，食塩６ g 未満であった。入院７日目，カリウム制限が食事に追加された。病院食摂取にて，血糖値は徐々に良好になった。

血圧は 130 未満を達成した。カリウムは入院 13 日目に基準値まで改善，BMI は退院時 22.7 kg/m^2 になった。入院中は間食をすることなく過ごせた。入院 15 日目，退院となり，外来栄養指導へ引き継いだ。

53 歳から外来栄養指導を受講し，糖尿病の教育入院歴があり，自宅では家族の協力はあったが，患者の食事療法の理解や実践度は不十分であった。

今回，腎機能低下に対して多職種でかかわったことで，食事療法を前向きに考えられるようになった。今後，食事療法の遵守を継続できるかは，患者自身の食事療法への意欲をいかに維持できるかにかかっており，外来においても多職種でかかわっていくことが重要と考える。

引用・参考文献

1） 糖尿病性腎症合同委員会・糖尿病性腎症病期分類改訂ワーキンググループ：糖尿病性腎症病期分類 2023 の策定．日腎会誌，65 (7)：847-856, 2023.

2） 日本糖尿病学会 編著：糖尿病治療ガイド 2022-2023. 文光堂，東京，pp. 85-89，2022.

（幣 憲一郎）

● 症例 3　慢性腎臓病

患者データ

性　別：女性
年　齢：60 歳代
病　名：腎硬化症
既往歴：なし
服薬状況：降圧剤，高尿酸治療薬
運　動：ヨガ 60 分週 1 回，ウォーキング 30 分週 3 回
生活背景：調理担当は本人
家族構成：独居。息子（40 歳代，1 名）とは別居
生活自立度：自立
利用中の社会資源：なし
本人の希望：腎機能増悪予防
身体所見：
身長（cm）：159.5
体重（kg）：47.3
BMI（kg/m²）：18.6
骨格筋量（kg）：19.0
骨格筋標準値比（%）：85
骨格筋量指数（SMI）（kg/m²）：5.6
体脂肪量（kg）：9.9
体脂肪率（%）：21.5
血圧（mmHg）：150/95
臨床検査：
Alb（g/dL）：3.9
Cr（mg/dL）：1.48
eGFR（mL/分/1.73 m²）：28.05
UA（mg/dL）：6.8
Na（mmol/L）：141
K（mmol/L）：4.7
Cl（mmol/L）：107
Ca（mg/dL）：8.9
IP（mg/dL）：4.5
FBG（mg/dL）：78
TG（mg/dL）：119
HDL-C（mg/dL）：76
LDL-C（mg/dL）：173
尿タンパク定量（g/日）：0.2
*体組成はインピーダンス法により測定

1．患者の状態と把握

外来栄養指導を実施した 60 歳代，女性。高血圧病歴は 20 年以上。降圧薬内服開始後 14 年で，高尿酸血症のため降圧薬とともに高尿酸血症治療薬の内服も開始となった。食事療法を開始しているが，自己での判断が中心の食事療法であったと推定される。その後，腎臓内科を受診し，栄養指導を受講するが，3 ヵ月で中断となり，自己流の食事療法を継続していた。高血圧発症から 21 年，Cr 1.48 mg/dL，（eGFR 28.05 mL/分/1.73 m^2）となり，当院紹介受診。臨床診断は高血圧性腎硬化症。

1.1.（S）

独居で息子（40 歳代）とは別居。調理担当は本人。週 1 回 60 分のヨガおよび週 3 回 30 分のウォーキングを継続している。生活は自立している。腎機能増悪予防を望んでいる。過去に治療中断歴があり，自己流の食事療法の実践で痩せすぎたという経緯がある。

1.2.（O）

1）身体所見，臨床検査：身長 159.5 cm，体重 47.3 kg（BMI 18.6kg/m^2），血圧 150/95 mmHg，骨格筋量 19.0 kg，骨格筋標準値比 85%，骨格筋量指数 5.6 kg/m^2，体脂肪率 21.5%，尿タンパク定量 0.2 g/日，Cr 1.48 mg/dL（eGFR 28.05 mL/分/1.73 m^2），UA 6.8 mg/dL，ナトリウム（Na）141 mmol/L，K 4.7 mmol/L，クロール（Cl）107 mmol/L，カルシウム（Ca）8.9 mg/dL，無機リン（IP）4.5 mg/dL，LDL-C 173 mg/dL，HDL コレステロール（HDL-C）76 mg/dL，中性脂肪（TG）119 mg/dL，FBG 78 mg/dL

2）食事摂取量：24 時間蓄尿検査より推定された食塩摂取量 10 g/日，タンパク量 70 g/日〔1.3

表 4-3-1　CKD ステージによる食事療法基準（文献 1 より引用）

ステージ (GFR)	エネルギー (kcal/kgBW/ 日)	タンパク質 (g/kgBW/ 日)	食塩 (g/ 日)	カリウム (mg/ 日)
ステージ 1 (GFR ≧ 90)	25 ～ 35	過剰な摂取をしない	< 6.0	制限なし
ステージ 2 (GFR 60 ～ 89)		過剰な摂取をしない		制限なし
ステージ 3a (GFR 45 ～ 59)		0.8 ～ 1.0		制限なし
ステージ 3b (GFR 30 ～ 44)		0.6 ～ 0.8		≦ 2,000
ステージ 4 (GFR 15 ～ 29)		0.6 ～ 0.8		≦ 1,500
ステージ 5 (GFR < 15)		0.6 ～ 0.8		≦ 1,500

注：エネルギーや栄養素は，適正な量を設定するために，合併する疾患（糖尿病，肥満など）のガイドラインなどを参照して病態に応じて調整する。性別，年齢，身体活動度などにより異なる。
注：体重は基本的に標準体重（BMI = 22）を用いる。

g/kg IBW（理想体重）〕であり，食塩およびタンパク質摂取過剰。摂取エネルギーは 1,730 kcal（31 kcal/kg IBW）であった。

1.3.（A）

＃１：NI-5.10.2（7）　ナトリウム（食塩）摂取量過剰

＃２：NI-5.7.2　タンパク質摂取量過剰

■ 栄養診断の根拠（PES）

＃１：血圧 150/95 mmHg と高値であることから，食栄養関連の知識不足が原因となったナトリウム摂取量過剰と栄養診断する。

＃２：eGFR 28.05 mL/分/1.73 m^2 で CKD（慢性腎臓病）ステージ４であり，Cr 1.48 mg /dL と高値であることから，自己流の食事療法が原因となったタンパク質摂取量過剰と栄養診断する。

1.4.（P）

Mx）食事摂取量，タンパク質摂取量，eGFR，Cr，骨格筋量

Rx）腎機能増悪抑制，血圧コントロールを目的に，食塩・タンパク質調整食が開始された。指示栄養量としては，「CKD ステージによる食事療法基準」(**表 4-3-1**) に基づき 1,800 kcal（32 kcal/kg IBW），タンパク質 45 g（0.8 g/kg IBW），食塩 6 g から開始した。

Ex）腎機能増悪抑制のためにも食事療法の動機付けと食事療法の考え方について説明した。

2. 栄養管理の実施と観察

初回栄養相談では，現状の食生活の把握を行った。腎機能増悪抑制のためにも，食事療法の動機付けと食事療法の考え方について説明を行った。患者の反応から減塩の必要性は理解していたものの，タンパク質調整の受け入れには時間がかかる印象であった。まずは減塩にポイントを絞り，食塩過剰の要因となっている汁物の摂取頻度の調整と外食時の減塩工夫について説明した。

３ヵ月後，食事記録と体重，体組成，蓄尿検査などと併せて，食事の実践度を確認した。食塩摂取量は 10 g/日から 8.5 g/日に減少した。降圧剤の増量と減塩の実行により血圧は 150/95 mmHg から 135/85 mmHg に改善を認めた。具体的な調味料の使用量や調理方法について説明

し，さらなる減塩の強化を目標とした。

6ヵ月後の指導では食事量を減量することなく，食塩摂取量は5.6 g/日と指示栄養量に近い数値となっていた。タンパク質については65 g/日（1.2 g/kg IBW）と指示量よりも多い状況で推移し，特に動物性（肉類）の摂取割合が多い傾向が続いていた。

12ヵ月後，血圧コントロールは改善していたものの，腎機能は徐々に低下していた。医師から，現状の腎機能についての説明と，食事療法の徹底により透析導入を遅らせられる可能性についても，同時に説明があった。

医師の診察後の栄養相談では，腎機能については以前から医師より説明されていたが，透析導入の話題が出され，食事管理の必要性について再認識した様子であった。透析への拒否感があり,「透析には絶対なりたくない」と涙を流しながら話していた。また,「こんなに頑張っているのに，他にどんなことをすればいい？　他の人はどれぐらい頑張っているの？」などの発言があった。

栄養士の評価として，透析導入を遅らせたいという思いが食事療法の実行につながっており，患者本人なりに努力し，食塩コントロールはできている。しかし,タンパク質は摂取量が60 g/日(1.0 g/kg IBW）と多く，食事療法を強化したいと考えていた。不安な思いを伝えてくれたり，栄養士を頼ってくれるようになり，信頼関係はできてきたと考える。

行った対応としては，患者の思いを傾聴し，よく頑張っていることを評価した。さらに，透析導入を遅らせるため，タンパク質コントロール（量と種類の調整）を強化することと，その分エネルギーを補充することを説明した。

また，不安感を軽減し，療養を継続するために，同じ境遇の患者との交流の場として**集団栄養指導**を紹介した。受講した後は，他患者と情報交換し食事療法へのモチベーションがさらに向上し，孤独感や不安感などが軽減された様子であった。

その後の経過は，主菜量を調整し，うまく野菜料理も活用することで，タンパク質摂取量はフレイル予防の下限値45 g（0.8 g/kg IBW）と，指示栄養量程度で推移していた。

エネルギーは，間食を取り入れることで2,000 kcal（36 kcal/kg IBW）と十分とれており，体重なども大きな減少なく推移した。運動も継続していたため，骨格筋量も減少なく推移していた。カリウム,リンなども正常範囲内で推移していた。療養の継続意欲も良好で，透析のことを自分で調べるなど，拒否感が以前より緩和している様子であった。

3. 総合評価と今後の指導

本患者は過去に食事療法の自己中断歴があり，専門医と連携することで自己中断することなく継続的に介入することができた。腎機能の増悪抑制には食事療法が重要であるが，患者の理解度や実践度を継続的に評価し，段階的に食事療法を進めていくことで，実行可能な食事療法につなげていけると考える。また，腎機能の長期的な推移を患者，医療者と共有することは，療養意欲の維持・向上につながると考える。

患者の不安軽減には，患者との信頼関係を築くとともに，時には患者同士の情報交換が有用であった。今後も，透析導入を遅らせられるように介入の継続が必要であるが，腎代替療法の選択が迫られることになってもスムーズに導入していけるように，他職種と連携しながらサポートを継続することが必要である。

引用文献

1）日本腎臓学会 編著：CKD 診療ガイド 2024．東京医学社，東京，2024.

（幣 憲一郎）

症例４　肝硬変

患者データ

性　別：男性
年　齢：66歳
病　名：アルコール性肝硬変
病　歴：なし
既往歴：なし
生活背景：元銀行員
家族構成：妻と同居
経済環境：妻の収入と本人の年金
生活自立度：自立
利用中の社会資源：なし
身体所見：
身長（cm）：167.0
体重（kg）：64.0
IBW（kg）：61.4
BMI（kg/m^2）：22.9
腹囲（cm）：93.0
臨床検査：
Hb（g/dL）：14.7
PLT（10^3/μL）：152
Alb（g/dL）：3.0
Cr（mg/dL）：0.47
TB（mg/dL）：2.0
AST（U/L）：100
ALT（U/L）：25
ALP（JSCC）（U/L）：591
γGT（U/L）：361
PT-INR：1.29

1．患者の状態と把握

66歳，男性。元銀行員。退職後は毎日好きな時間に飲酒をしている。妻との２人暮らし。妻の収入と年金での生活で，生活は自立。アルコール性肝硬変と診断されているが，飲酒歴および飲酒量と酒類は不明。腹水と下肢浮腫があるため，外出が不自由になっている。改善したら相撲や映画などを観に行きたい。散歩などもしたい。

1.1.（S）

普段から食事療法に対する認識が薄い。自分の好きなものだけを食する。

1.2.（O）

1）自覚症状：腹水，下肢浮腫。既往歴はなく，アルコール性肝硬変以外の病歴はない。
2）身体所見，臨床検査，画像所見：身長167.0 cm，体重64.0 kg（BMI 22.9 kg/m^2），IBW 61.4 kg，腹囲93.0 cm，AST 100 U/L，ALT 25 U/L，ALP 591 U/L，γGT 361 U/L，総ビリルビン（TB）2.0 mg/dL，アルブミン（Alb）3.0 g/dL，Cr 0.47 mg/dL，血小板数（PLT）152 × 10^3/μL，PT-INR 1.29，腹部CT：肝硬変，肝右葉（S8領域）に肝細胞がん，中等度腹水貯留
3）食習慣：食事は朝食の１食のみ。魚・野菜中心で主食は摂取していない。朝食後，昼寝をし，昼から飲酒していた。飲酒のつまみにチョコレートや果物を摂取。
4）食事：エネルギー1,800 kcal，タンパク質30 g（エネルギー比7%），脂質15g（エネルギー比8%），炭水化物160 g（エネルギー比36%）。摂取エネルギーの半分をアルコールから摂取。
5）治療：肝細胞がんに対しては腹水改善後肝動脈塞栓術を実施。

1.3.（A）

＃１：NI-4.3　アルコール摂取量過剰

■ 栄養診断の根拠（PES）

＃１：AST，γGT高値であることから，摂取エネルギーの半分をアルコールから摂取していることが原因となった，アルコール摂取量過剰と栄養診断する。

1.4. (P)

Mx)：体重，水分摂取量，腹水

Rx)：エネルギー必要量は，『肝発がん抑制を視野に入れた肝硬変の栄養療法のガイドライン』を用いて設定する[1)]。現体重は腹水があるため，標準体重である61.4 kgを用いる。血糖値がやや高いことから耐糖能異常があると考え，体重あたり25 kcalを用い，1,535 kcal/日とする。

タンパク質必要量は，入院時のAlbが低値でタンパク不耐症の状況と判断し，標準体重あたり0.7 g/日で算出し，42 g/日とする。静脈栄養にてアミノレバン500 mL（アミノ酸39.93 g）を投与する。脂質必要量はエネルギー比25％とする。腹水，浮腫も出現していたため食塩は6 g/日とする。

腹水，下肢浮腫があるため，食事以外の飲水は1日あたり500 mLまでとする。

Ex)：禁酒の必要性および食塩と水分の制限について指導する。また，アミノレバンを使用することからタンパク質の摂取について指導する。

2. 栄養管理の実施と観察

本症例は，アルコール摂取過多により，肝機能の低下が起こっていることから，禁酒とする。定年後は好きな時にアルコールを摂取するなど，食生活の乱れがみられたため，食事の時間を決めて摂取するように指導する。タンパク質の制限はあるが，入院前の食事ではタンパク質の摂取不足があったことから，膠質浸透圧による浮腫を起こさないためにも，制限がある中で，毎食タンパク源を入れて食事をするように指導する。

腹水，下肢浮腫がみられたため，漬物や干物などの食塩含有量の多い食材の摂取を控えるよう，減塩の指導をする。

果物は摂取していたが，野菜の摂取頻度は少なく，ミネラル，ビタミンの不足もみられた。毎食，野菜を摂取するよう促し，緑黄色野菜を意識して摂取するよう指導する。

腹水が改善されると，提供している食事量では少ないと感じ，売店でプリンやアイスクリームを購入して食べてしまった。肝臓が悪くなると血糖値が高くなりやすいことも説明し，退院後は間食をしたくなった際には果物で代用できるよう，空腹を感じる時間帯に果物を摂取することとした。

タンパク制限についても，食材ごとに1回あたりの目安量を説明し，タンパク制限の必要性も説明した（退院後はリーバクト配合顆粒3包処方あり）。

退院後は1日3回，主食，主菜，副菜を揃えて食事するようになり，タンパク源については毎回計りながら調理するようにしていた。腹水コントロールにもなるため，毎日体重を測定し，水分摂取量を記録すること，食塩をとりすぎないよう，食材に記載があれば確認して摂取するように促す。

3. 総合評価と今後の指導

腹水増悪の有無の確認にもつながることから，体重測定をする。規則正しい食事をしているか，食事の時間，タンパク源の内容，量を確認するとともに，必要量のタンパク質を摂取できているかを確認する。禁酒できているか，間食の有無を確認し，二次性糖尿病の状況を確認する。二次性糖尿病がある場合は，主食，果物，菓子類の摂取量を確認する。

引用文献

1)　日本病態栄養学会 編：病態栄養専門管理栄養士のための病態栄養ガイドブック，改訂第6版．南江堂，東京，p.168，2019.

（中野 道子）

● 症例 5　食道がん

患者データ

性　別：男性
年　齢：53 歳
病　名：食道がん
既往歴：アルコール依存症
生活背景：自衛官（休職中）
家族構成：妻と２人暮らし
身体所見：
　身長（cm）：174.8
　体重（kg）：57.0
　IBW（kg）：67.2
　BMI（kg/m^2）：18.7
　握力（kg）：40.1
臨床検査：
　Hb（g/dL）：12.1
　TP（g/dL）：7.3
　Alb（g/dL）：4.8
　Cr（mg/dL）：0.87
　FBG（mg/dL）：114
　CRP（mg/dL）：0.03

1．患者の状態と把握

著者は病院に勤務する管理栄養士である。

食道がんで，腸瘻造設を施行し，経腸栄養から経口栄養へ移行した症例である。

患者は 50 歳代前半，男性。前胸部の違和感があり，内視鏡検査で食道がんと診断された。補助化学療法（FP 療法２クール）施行後に手術の方針となり，補助化学療法２クール実施後に手術目的で入院した。経口摂取量の低下があったため，ED チューブで経腸栄養による栄養管理（ラコール 1,600 kcal）と経口摂取（ゼリー状のもの）併用とした。誤嚥リスクがあるため，ゼリー状のもののみ可，固形物禁止の指示があったが，自己判断でレトルト粥などの軟らかいものを摂取していたとのことであった。食道がんは T3N2M0，ステージ III。術前化学療法施行後に右開胸食道切断および胸骨後経路胃管再建，頸部吻合，腸瘻造設術。リンパ節郭清を予定。

1.1.（S）

53 歳，男性。海上自衛官であるが，疾患のため現在は休職中。復職時の体力面の不安を感じている。妻との２人暮らし。既往歴にアルコール依存症がある。嗜好：電子タバコ，飲酒。

1.2.（O）

1）自覚症状：前胸部違和感が続き，内視鏡検査で食道がんと診断された。入院前から嚥下通過障害があった。
2）身体所見，臨床検査：身長 174.8 cm，体重 57.0 kg（BMI 18.7 kg/m^2）。IBW 67.2 kg。6 ヵ月前体重 67 kg，入院までの体重減少率 14.7％，体重減少スコア２点。Hb 12.1 g/dL，Alb 4.8 g/dL，Cr 0.87 mg/dL，FBG 114 mg/dL，c 反応性タンパク（CRP）0.03 mg/dL。

1.3.（A）

＃１：NI-2.1　経口摂取量不足

■ 栄養診断の根拠（PES）

＃１：体重減少率 14.9％，摂取カロリー 1,600 kcal であり，食道がんによる通過障害が原因の経口摂取量不足と栄養診断する。

1.4.（P）

Mx）体重，BMI
Rx）必要量：エネルギー 2,021 kcal（標準体重

表 4-5-1　投与栄養量と体組成の推移

	術前	術後７日	術後１ヵ月	術後２ヵ月	術後３ヵ月	術後６ヵ月	術後 12 ヵ月
体重（kg）	57	56.4	53.9	54	55.8	59.7	60.05
除脂肪量（kg）	48.7	–	46.55	46.95	46.65	49.9	49.7
握力（kg）	40.1	–	36.8	35.9	38.9	40	40.6
経口（kcal）	400	0	710	1,100	1,800	1,800	1,800
経腸（kcal）	1,600	1,200	800	400	0	0	0
PPN（kcal）	0	620	0	0	0	0	0
必要量（kcal）	2,020	2,020	2,020	2,020	2,020	2,020	2,020

表 4-5-2　臨床検査データ

	術前	術後７日	術後１ヵ月	術後２ヵ月	術後３ヵ月	術後６ヵ月	術後 12 ヵ月
Hb（g/dL）	12.1	10.7	9.8	11.1	13.2	10.9	12.5
TP（g/dL）	7.3	5.9	6.7	7.0	7.9	6.8	7.8
Alb（g/dL）	4.8	2.8	3.8	4.5	4.8	4.4	5.0

67.3 kg × 30 kcal），タンパク質 70 g とした。

Ex）退院後の食生活のため少量高栄養食品を含めた適切な食形態について指導する。

2．栄養管理の実施と観察

術後２日目，腸瘻から経腸栄養，濃厚流動食品（0.8 kcal/mL）を 20 mL/時から開始し，３日目に 40 mL/時，４日目に 50 mL/時，５日目 60 mL/時まで増量とした。末梢静脈栄養(peripheral parenteral nutrition:PPN)（ビーフリード 1,000 mL ＋ 20％イントラリポス 100 mL）620 kcal を投与した。

術後７日目に炎症反応高値となり，マイナーリーク疑いで経腸栄養を一時中止した。中心静脈栄養（total parenteral nutrition：TPN）も検討しながら経過観察したが，13 日目に経腸栄養再開可能となり，経腸栄養剤（経管・経口両用 1 kcal/mL）50 mL/時（1,200 kcal）で開始し，PPN はビーフリードを増量し，1,040 kcal 投与とした。この時期は体重減少と Alb の低下がみられた。

術後 28 日目，食道造影検査実施後，経口摂取準備として言語聴覚士（speech language hearing therapist：ST）も介入し，ゼリー食開始となった。ST による嚥下スクリーニングテスト（repetitive saliva swallowing test：RSST, modified water swallowing test：MWST）で，摂取嚥下能力 Gr.6 と評価された。術後は嗄声重度，両側声帯麻痺があり，発声練習と間接嚥下訓練を継続していく計画となった。

術後 30 日目，食道切除後５回食３分菜 1/2 量主食全粥とろみ付き開始，６食変で全粥菜まで食上げした。管理栄養士と ST のミールラウンドの際，早食いの傾向，むせがみられた。両側反回神経麻痺があり，とろみの継続が必要となった。

食道術後５回食５～７割程度摂取可能となり，経腸栄養併用で退院となった。退院時体重 53.9 kg，体重減少，除脂肪量減少がみられた。食思は良好，反回神経麻痺があり，誤嚥のリスクが高い，早食いの傾向があるなどの問題に対し，ゆっくり食べること，水分にとろみをつけることを含めて，食べ方や食材の選び方，調理の工夫，間食の選び方と栄養補助食品の利用について助言した。

血液検査データ，除脂肪量，握力のモニタリングを継続することで，栄養状態の評価を行った。

退院後１ヵ月，２ヵ月，３ヵ月，６ヵ月，１年時点で栄養指導を継続し，除脂肪量と握力の計測を継続した。退院後１～２ヵ月は飲み込みづらさが残ったが，食べることには慣れてきて，早食いになり，詰まることが増えている様子がみられた。摂取量は経口 1,000 kcal，経腸 400 kcal で，必要量は満たせない状況であったため，栄養補助食品の積極的な利用をすすめた。６ヵ月の栄養指導時には経口摂取 1,600 ～ 1,800 kcal となり，腸瘻の経腸チューブを抜去した。経口摂取増量に伴い体重増加，除脂肪量増加がみられた。ダンピング，逆流，むせこみ，つかえ感は残っているため，食べ方の工夫を再確認しながら易消化食をゆっくり解除するよう指導した（**表 4-5-1**，**表 4-5-2**）。

3. 総合評価と今後の指導

経腸栄養と経口摂取を併用して栄養管理した症例であり，若年なので早期から積極的に必要栄養量を満たすよう投与量の計画を行った。

術前から通過障害があり経腸栄養による栄養管理が実施され，術後，経腸栄養から経口栄養へ移行する際，消化管の機能に応じた食事の量や食品の選び方の提案を行った。症例はエネルギー補給用の飲料やゼリーなど栄養補助食品を拒否せず受け入れることができ，栄養量アップが順調に進み積極的な栄養管理ができた。

食道がん術後の摂取状況の回復は個人差が大きく，正しい評価が必要で，適切量投与のために経腸栄養併用を医師と連携して計画する必要がある。また，食道がんは術後から食事開始までに時間がかかり，食事開始後も食品の選び方や食べ方の指導に個人差が大きく，回復の期間も異なるが，個々に合わせた形態と適切量の栄養摂取ができるよう経腸栄養を含めて計画する必要がある。少量で高栄養の食品の組み合わせが必要となり，摂取量が増えない時の食品の選び方や調理の工夫，栄養補助食品の利用など，より多くの提案や情報提供ができるように身に着けておく必要がある。

がん治療において除脂肪量，筋肉量維持は重要で，筋肉量低下を抑えるための栄養指導が重要となる。

（藤井 理恵薫）

● 症例 6　大腸がん根治不能例

患者データ

性　別：女性
年　齢：60 歳代
病　名：S 状結腸がん ステージⅣ期 多発肝転移
生活背景：無職
家族構成：夫のみ同居，子どもは成人し別居
生活自立度：J-1[註1)]
身体所見：
身長（cm）：150
体重（kg）：47.8
BMI（kg/m^2）：20.8
臨床検査：
Hb（g/dL）：13.6
TP（g/dL）：6.7
Alb（g/dL）：3.4
Cr（mg/dL）：0.54
D-Bil（mg/dL）：0.4
AST（U/L）：101
ALT（U/L）：70
ALP（U/L）：282
γGT（U/L）：267
CK（U/L）：172

1．患者の状態と把握

S 状結腸がん ステージⅣ 多発肝転移。根治的な手術は困難であり，化学療法による治療が開始となった。がんにより S 状結腸には狭窄部位が存在するため，ステントを留置。便秘予防のため緩下薬による便通管理を実施している。化学療法後，腫瘍の縮小箇所があり，病状は安定して経過した。また，がんによる狭窄部位を切除し，人工肛門を造設した。

1.1.（S）

60 歳代，女性。無職。夫と同居の 2 人世帯，子どもは成人して別居。食生活は 1 日 3 回の食事，飲酒習慣なし，過去の喫煙歴がある。初回入院時はがんに対する不安感や発熱による食思不振があった。化学療法開始 5 日間は食思不振に加え，嘔気，下痢症状がみられるようになったが，6 日目で回復。化学療法開始による有意な体重減少があったが，狭窄部位除去後は食事摂取量が増え，体重は回復傾向となった。

1.2.（O）

1）自覚症状：治療開始前は食思不振，化学療法開始後は食思不振などとともに化学療法による神経障害でしびれ感出現。
2）身体所見，臨床検査：身長 150 cm，体重 47.8 kg（BMI 20.8 kg/m^2）。Alb 3.4 g/dL，Cr 0.54 mg/dL，Hb 13.6 g/dL。なお，多発性肝転移のため肝機能検査の AST 101 U/L，ALT 70 U/L，γGT 267 U/L は高値。
3）必要栄養量 1,600 kcal，タンパク質 60 g，脂質 45 g，塩分 6,5 g，水分 1,600 mL

1.3.（A）

＃1：NC-1.4　消化機能異常

■ 栄養診断の根拠（PES）

＃1：便秘であることから，S 状結腸がんによる狭窄が原因となった消化機能異常と栄養診断する。

註1) 障害高齢者の日常生活自立度（寝たきり度）：厚生労働省ホームページ https://www.mhlw.go.jp/file/06-Seisakujouhou-12300000-Roukenkyoku/0000077382.pdf（2025 年 1 月 28 日確認）

がんによりＳ状結腸狭窄部位が存在し，便通異常が存在する。がんに対する不安感とともに経口のみによる食事量確保は困難な状態。入院後開始となる化学療法による消化管症状の出現が必須と考えられる。医師，看護師，薬剤師，臨床検査技師，管理栄養士などからなる栄養サポートチーム（NST）による栄養管理が必須である。

1.4.（P）

Mx）エネルギー摂取量，体重，BMI

Rx）必要栄養量をもとに摂取内容：輸液ビーフリード®1,000 mL，易消化食 1,600 kcal，タンパク質 65 g，脂質 45 g，炭水化物 230 g

Ex）短期目標：便秘を予防する食事と化学療法に向けて栄養状態の改善と強化目的のため，NST が介入し，患者の栄養状態，摂取栄養量の過不足などを確認し，必要栄養量を摂取できるようにする。

長期目標：化学療法目的入院時，化学療法の有害事象である食思不振に対する栄養相談を行い，摂取栄養量が低下しないよう嗜好に応じた食事や栄養強化食品の提案を行う。また，人工肛門造設後，食事に対する不安を除けるよう，適した食材について説明する。

2. 栄養管理の実施と観察

2.1. 初回入院時

1）がんに対する不安や発熱による食思不振あり。

2）体重：47.8 kg（入院時）→ 47 kg（NST 介入時）

BMI：20.8 kg/m²

Alb：3.4 g/dL（入院時）→ 2.6 g/dL（NST 介入時）

必要栄養量：1,600 kcal，タンパク質 60 g，脂質 45 g，塩分 6.5 g，水分 1,600 mL

摂取内容：輸液ビーフリード®1,000 mL，易消化食５分粥７割

合計摂取栄養量：熱量 1,020 kcal，タンパク質 60 g，脂質 15 g，塩分 6.5 g，水分 1,700 mL

3）NST 介入し摂取栄養量不足のため，輸液から脂肪乳剤の追加を検討する。また，狭窄部位に対し，消化のよい食事と吸収のよい組成の栄養強化飲料が必要と判断する。

4）食思不振による摂取栄養量不足であり，輸液より脂質を補うため，脂肪乳剤のイントラリポス 20％ 100 mL の投与を提案し対応した。狭窄予防と栄養強化のため，ペプチドまで分解され吸収が早い栄養強化飲料のペプタメンスタンダード®を対応した。食思不振に対し，嗜好に応じた冷やし麺を対応した。

表 4-6-1　摂取熱量と体重，BMI の推移

化学療法回数	摂取熱量（kcal）	体重（kg）	BMI
1	900	47	20.8
2	1,300	43.5	19.3
3	1,250	45	20
4	1,100	41.5	18.4
5	920	40	17.7
6	1,300	40.5	18
7	1,300	41.5	18.4
8	1,300	42.5	18.8

2.2. 化学療法目的再入院時

1）食事がおいしくない。以前食べられていた麺類は，麺のつゆのにおいで嘔気が出てくる。

ゼリー，アイスクリーム，ヨーグルトやフルーツをよく食べるようにしている。

化学療法１回目から５回目まで，食思不振，嘔気，下痢があり，６回目以降，食欲が回復してきた。

神経障害のしびれ症状が継続している。

2）化学療法継続時の摂取熱量と体重変化をみると，初回の摂取量は下がっているが，その後

回を重ねても摂取量の減少は少なく，おおむね1,300 kcalを維持できていた。必要エネルギー量には及ばないため，体重は開始前より10％ほどの減少を認めた（**表4-6-1**）。

3) 化学療法開始により有意な体重減少があったが，狭窄部位除去後，化学療法6回目以降，食事摂取量が増え，体重が回復傾向にある（**表4-6-1**）。

4) 入院時の食事を易消化食（副食小盛）から普通盛りへ変更して，栄養量増加へつなげる。狭窄部位除去後，消化態栄養剤から通常の栄養強化飲料へ変更し，退院後も継続しやすい飲料をすすめる。

3. 総合評価と今後の指導

初回入院時，食思不振による摂取栄養量不足を改善するため，輸液より脂肪乳剤の投与追加や，嗜好に応じた麺類，フルーツなどの対応，狭窄防止を考慮した消化態栄養剤での栄養強化を行った。その結果，摂取栄養量を1,000 kcalから1,400 kcalへ増やすことができ，入院中有意な体重減少なく化学療法を開始できた。

退院前の栄養相談では，繊維の多い野菜を摂取する時はよく噛むこと，また多く摂取しないようにすることを伝え，化学療法中も食事における狭窄や人工肛門のトラブルはなく継過している。

栄養状態では，化学療法開始から狭窄部位除去時まで体重減少があったが，その後，回復傾向である。

今後も化学療法を継続するため，患者に寄り添った栄養管理を行っていく。

（西澤 恵）

● 症例７　脳梗塞

患者データ

初回入院時：
性　別：女性
年　齢：70 歳
病　名：右視床ラクナ梗塞
病　歴：数ヵ月前
既往症：高血圧症，脂質異常症，糖尿病
服薬状況：なし
生活背景：独居
家族構成：子ども１人別居，弟が近所に居住
住居環境：引っ越ししたばかり
経済状況：良好
生活自立度：自立
利用中の社会資源：なし
本人の希望：不明
家族の希望：不明
身体所見：
身長（cm）：150
体重（kg）：56
BMI（kg/m^2）：24.8
血圧（mmHg）：223/118
臨床検査：
FBG（mg/dL）：99
TG（mg/dL）：171
HDL-C（mg/dL）：78
LDL-C（mg/dL）：170
HbA1c（%）：7.0

1．患者の状態と把握

著者は病院に所属する栄養管理士である。脳梗塞発症後入院加療となり，退院時に初回栄養指導を実施した。その後は糖尿病教育入院時および複数回の外来栄養指導を実施した。

1.1.（S）

70 歳，女性。起床時に右上下肢のしびれ感を自覚した。その後右肩や右背部のしびれ感が持続するため救急外来を受診した。受診時血圧 223/118 mmHg，頭部 CT で右視床ラクナ梗塞と診断され入院となった。

これより５年前の健診で高血圧症，脂質異常症，糖尿病を指摘されたが，継続治療歴はない。

独居で子どもが近隣に居住している。3 ヵ月前まで販売の仕事をしていたが退職。退職後，現在の居住地に引っ越し，引っ越し後は３食とも外食や中食だった。飲酒は機会飲酒のみ。夕方に 1 時間のウォーキングをしていた。経済状態は良好で生活は自立している。家族歴に糖尿病，心筋梗塞，慢性腎不全，脳出血がある。

1.2.（O）

1）自覚症状：発症後明らかな後遺症はない。
2）身体所見，臨床検査：身長 150 cm，体重 56.0 kg（BMI 24.8 kg/m^2），入院時血圧 223/118 mmHg，LDL-C 170 mg/dL，HDL-C 78 mg/dL，TG 171 mg/dL，FBG 99 mg/dL，HbA1c 7.0%
3）食事摂取：朝食：喫茶店モーニング（トースト，目玉焼き，サラダ，コーヒー），昼食：定食（ご飯，味噌汁，揚げ物，漬物）や天ぷらそばなど，夕食：中華定食，間食：せんべい，ビスケットなど。推定摂取カロリー 1,800 kcal，脂質 60 g，塩分 11 g。

1.3.（A）

＃１：NI-5.10.2（7）　ナトリウム（食塩）摂取量過剰
＃２：NI-5.6.2　脂質摂取量過剰
＃３：NI-1.3　エネルギー摂取量過剰

表 4-7-1　身体所見，臨床検査所見の経過データ

		退院時栄養指導	糖尿病教育入院時	外来栄養指導 1	外来栄養指導 2
初回指導からの時間		0	9ヵ月	1年6ヵ月	2年2ヵ月
身体所見	体重（kg）	54	55	56	56
	BMI（kg/m^2）	23.9	24.4	24.8	24.8
	腹囲（cm）		92		
	血圧（mmHg）	124/73	116/75	139/77	140/85
臨床検査	FBG（mg/dL）	88	124	98	125
	TG（mg/dL）	91	47	174	107
	HDL-C（mg/dL）	44	61	63	70
	LDL-C（mg/dL）	87	87	171	160
	HbA1c（%）	7.0	7.0	7.1	6.9

■ 栄養診断の根拠（PES）

＃1～3：血圧が223/118 mmHgと高値であることから，3食外食中心の食事が原因となったナトリウム摂取量過剰，脂質摂取量過剰およびエネルギー摂取量過剰と栄養診断する。

1.4.（P）

Mx）血圧，ナトリウム摂取量，エネルギー摂取量

Rx）入院中の食事は活動量を考慮し，エネルギー1,400 kcal（28 kcal/標準体重），タンパク質65 g，脂質35 g，塩分6 gの食事療法とした。病院食で薄味に慣れることと，食事量を把握することが目標。

Ex）高血圧症，脂質異常症，糖尿病の改善のため減塩，油脂およびエネルギー摂取量の適正化をもとに食事療法と栄養教育を実施する。

2. 栄養管理の実施と観察（表 4-7-1）

2.1. 食事の問題点

入院前は外食や中食中心の食生活で，塩分摂取量が多く，病院の食事は味がないとの発言が聞かれた。また，油の摂取量も多く，エネルギー過剰となっていた。魚や野菜の摂取量は少なかった。

2.2. 退院時栄養指導

退院後は活動量が増えることを考慮し，エネルギー量は1,500 kcal（30 kcal/kg 標準体重）に変更した。

■ 減塩

- 漬物，麺の汁は残す。醤油やソースは少量にする。
- 行きつけの店であれば薄味にしてもらう。

■ 主食量

- 主食の食べ過ぎに注意する〔1食の適量について，ご飯100 g（茶わん半分）程度，喫茶店のモーニングで食べる食パン（4枚切）は2/3枚分，昼の麺は2/3人前と説明〕。

■ 油脂

- トーストにつけるバター，昼食の天ぷらそば，夕食の中華料理（炒め物）で1日の摂取目安量の2倍の油をとっているため，油の使用量の少ない料理を選ぶ。特に夕食での油のとりすぎはLDL-Cが上昇しやすいため，控える。
- バター，肉，洋菓子，アイスクリームなどは

LDL-C を増やす飽和脂肪酸が多いため控える。魚は中性脂肪を低下させる多価不飽和脂肪酸（n-3 系）を多く含むため，摂取頻度を増やす。

■ 野菜

- 野菜の食物繊維は，動脈硬化を予防し，食後高血糖を防ぐ効果があるため，毎食摂取する。

■ 水分

- 脳梗塞の再発予防のため，運動前や入浴前などのどが渇く前に水分をとる。

2.3.　経過

■ 退院時栄養指導から９ヵ月後（糖尿病教育入院）

本人の希望もあり，糖尿病教育入院スケジュールに参加し講義を受けた。体重変化はみられないが，血圧は基準値内であった。「今回，病院の味付けでおいしく食べている」と発言しており，以前より薄味に慣れていた。今回の入院前は米飯 50 g まで減らしていたが，おかずは病院食の２～３倍摂取しており，摂取エネルギー量は 1,600 ～ 1,700 kcal，蓄尿から算出した塩分摂取量は 11 g であった。

■ 退院時栄養指導から１年６ヵ月後（外来栄養指導）

前回退院後，週１回テニスを始めていたが，冬になり寒さから夕方のウォーキングをやめ，運動量が減っていた。

自炊する日が増え，油の摂取量は減っていたが，水分摂取目的に豆乳や果汁入り野菜ジュースを飲んでいた。糖尿病教育入院時に比べると，摂取エネルギー量は 1,800 kcal に増え，塩分は８～９g に減っていた。しかし血圧，血清脂質が上昇しており，処方された薬の内服について確認したところ，曖昧な回答であった。

■ 退院時栄養指導から２年２ヵ月後（外来栄養指導）

前回指導後，一時２ kg減量したが，戻っていた。暑さのせいで，アイスクリームを週３回摂取し，摂取エネルギー量は 1,900 kcal に増え，血圧，血糖値の上昇がみられた。

この１ヵ月後に，脳出血で救急搬送された。その際，薬を飲んでいなかったことが判明した。

3.　総合評価と今後の指導

糖尿病教育入院や市町村主催の糖尿病の勉強会に参加するなど，学習意欲はあり知識はあったが，継続して実行することが難しかった。独居で家族のサポートもないため，より頻回に栄養指導を行い，早い段階で問題点に気づいてもらうべきであった。また，食事や運動だけでなく，内服の状況についても確認すべきであった。

（木暮 香織）

● 症例 8　誤嚥性肺炎

患者データ

性　別：男性
年　齢：80 歳
病　名：誤嚥性肺炎
既往歴：糖尿病，胆石症，脊柱管狭窄症
生活歴：施設入所中
身体所見：
　身長（cm）：172.0
　体重（kg）：60.4
　IBW（kg）：65.1
　BMI（kg/m^2）：20.4
　握力（kg）：30.6
臨床検査：
　WBC（10^3/μL）：6.0
　Hb（g/dL）：15.3
　リンパ球数（/μL）：624
　Alb（g/dL）：4.4
　Cr（mg/dL）：0.79
　FBG（mg/dL）：231
　CRP（mg/dL）：0.61

1. 患者の状態と把握

著者は病院に勤務する管理栄養士である。患者は，80 歳，男性。施設での朝食中にパンがのどに詰まり，誤嚥性肺炎疑いで入院となった。

1.1.（S）

パンがのどに詰まった時，介護職員が吸引を実施し，血液中の酸素濃度が 91%（正常値 96%以上）であったため，施設の嘱託医に連絡をとり病院へ運ばれた。本人は今まで自立しており，食事も全量摂取していた。

1.2.（O）

身長：172 cm
体重：60.4 kg
BMI：20.4 kg/m^2
ADL：自立
食事：常食
入院時バイタルサイン：
　意識障害：1（意識レベル正常数値 0）少しあり
　呼吸回数：22 回/分
　心拍数：90 回/分
　血圧：172/75 mmHg
　体温：37.2℃
　服薬：糖尿病薬，免疫抑制薬，抗不安薬，緩下剤，胃酸分泌抑制薬

CT にて右下湿潤影があり，肺の組織に水がたまり，炎症が起きている可能性がある。

1.3.（A）

＃ 1：NB-1.7　不適切な食物選択

■ 栄養診断の根拠（PES）

＃ 1：栄養士による栄養評価：A（良好）。摂食・嚥下に関する質問票[1)]：該当なし。言語聴覚士（ST）による嚥下評価では摂食・嚥下能力グレード[2)] Gr4（楽しみとしての摂取は可能）であり，食道入口部が開きにくいことが原因であった。不適切な食物選択と栄養診断する。

意志疎通良好，握力 30.6 kg。脱水がなく，Alb も基準値内，施設で常食を摂取しており，大きな栄養低下はみられないが，CT 検査の結果，肺に炎症があり，脳梗塞の後遺症による摂食嚥下障害と診断された。食事形態などの調整が必要な可能性があると考えられた。

1.4. (P)

Mx) CRP，嚥下能力グレード

Rx) 糖尿病があり，活動量や血糖管理状況の確認も踏まえて，エネルギーはまず25 kcal/kg，1,500 kcal程度を目標とした。形態としては，施設では元々常食を摂取していたので，病院でも常食に準じたエネルギー調整食をゴールとした。

Ex) 本人と家族は，経口による栄養，水分の補給を希望していることから，退院後に安全に経口摂取ができ，かつ栄養状態が改善されるように，水分とろみの調整方法，少量高栄養の嚥下調整食の作り方や特殊食品の入手方法を指導する。

2. 栄養管理の実施と観察（表4-8-1）

誤嚥性肺炎の診断にて，入院後速やかにSTが介入した。抗生剤による治療で肺炎像は改善傾向となったため，4病日より嚥下訓練ゼリー食（日本摂食嚥下リハビリテーション学会嚥下調整食分類0j相当）を開始した。しかし，ゼリーが貯留し，痰とともに吐き出す様子がみられ，5病日には鼻咽腔閉鎖不全が疑われ，嚥下訓練の様子から，経口からの栄養必要量の摂取は不十分であり，栄養状態が低下してくることが予想された。

■ 入院12病日以降

嚥下内視鏡検査（VE）では左軟口蓋，左声帯に麻痺があり，食物がたまりやすく，食道入口部にも開大不良があった。ゼリーでの咽頭侵入，濃いとろみ水の誤嚥もみられた。リクライニング60°，嚥下訓練ゼリー食は継続となったが，経口摂取のみで栄養必要量を満たすには時間を要すると考えられた。

■ 入院26病日以降

医師から，誤嚥性肺炎のため今のままでは栄養が十分にとれないこと，その不足分の補充に，中心静脈栄養に比べ生理的である経腸栄養を，嚥下運動を妨げない胃瘻から投与することが望ましいことを，本人と家族に提案し，胃瘻が造設された。今後，経口と胃瘻の併用で栄養改善を目指すこととなった。

■ 入院28病日以降

経口摂取：嚥下訓練ゼリー食（嚥下調整食分類0j相当）

胃瘻：成分栄養剤1日2包（600 kcal/600 mL），下痢や嘔吐などの副作用なく経過。

■ 入院33病日以降

経口摂取：ハーフペーストとろみ食（嚥下調整食分類2-1，2-2相当）

胃瘻：管理栄養士からの提案で，半消化態栄養剤（1,200 kcal）に増量。

体重は，入院時60.4 kgであったが，この時点では57.8 kgで，2.6 kg減少していた。本人の体調は良好である。

■ 入院38病日以降

STより，嚥下造影検査（VF）では，頸部左回旋と顎引き嚥下で咽頭残留が最も少ない所見であり，リクライニング90°，ペーストとろみ食の継続，とろみ水や水分ゼリーの交互嚥下，水分は濃いとろみが提案された。リクライニングを60°から90°に上げて調節するのは，嚥下状態が少しずつよい方向へ向かっているといえる。

■ 入院57病日以降

経口摂取：ハーフ刻みとろみ食（嚥下調整食分類3～4相当）

食事形態も上がり，本人も「ゆっくり味わって食べることができている」と笑顔がみられ，嚥下リハビリへの意欲は高かった。一方で客観的な評

表4-8-1　臨床検査データ

病日	1	4	6	11	15	19	26	29	33	40	48	62
WBC ($\times 10^3/\mu L$)	6.0	7.8	6.6	9.0	6.9	6.3	7.1	7.1	6.3	5.9	5.4	5.3
Hb (g/dL)	15.3	13.9	14.7	16.2	14.3	14.8	14.1	13.7	–	–	–	–
リンパ球数 (%)	10.4	14.2	13.3	17.2	15.9	32.9	24.3	–	20.3	24.9	25.8	31.7
($/\mu L$)	624	1,108	878	1,548	1,097	2,073	1,725	–	1,279	1,469	1,393	1,680
Alb (g/dL)	4.4	3.7	3.5	3.7	3.4	3.5	3.5	–	3.2	3.2	–	–
Cr (mg/dL)	0.79	0.84	0.88	0.88	0.79	0.89	0.96	–	0.92	0.79	0.75	0.75
FBG (mg/dL)	231	–	–	–	–	–	–	–	164	–	–	98
CRP (mg/dL)	0.61	6.70	1.98	1.42	1.22	0.26	0.57	0.42	0.94	0.39	0.05	0.04

価では，一口量が多く，摂取ペースも早くなりやすいため，看護師と情報共有を行い注意観察を行った。その後，3食の提供に変更となり，食事量は目標である1,500 kcalまで増量し，経腸栄養は終了となった。体重は，入院33病日以降減少なく，74病日には58.7 kgと維持された。

総リンパ球数は1,680/μLと軽度の栄養障害に改善し，入院77病日に退院となった。

3. 総合評価と今後の指導

高齢者は，入院時より誤嚥のリスクが少なからずあると考えられるが，『脳卒中治療ガイドライン2021』[3]によると嚥下障害を改善するために嚥下訓練を行うことは推奨度，エビデンスレベルともに高く，間欠的経管栄養を行うことを考慮してもよいという推奨文が示されている。今回は，食事摂取状況に注意しながら多職種でかかわり，栄養改善した症例である。また，本人が施設へ戻るにあたって，施設管理栄養士に栄養情報を提供し，今後の生活指導で注意すべき事柄を共有し，常食形態で必要栄養量の充足が可能となった。

引用文献

1) 大熊るり，藤島一郎，小島智恵子 他：摂食・嚥下スクリーニングのための質問紙の開発．日本摂食嚥下リハ会誌，6：3-8, 2002.
2) 藤島一郎：脳卒中の摂食・嚥下障害，医歯薬出版，東京，1993.
3) 日本脳卒中学会 脳卒中ガイドライン委員会：脳卒中治療ガイドライン2021，pp.1-299, 2021.

（亀山 亜希夫）

症例 9　骨粗鬆症

患者データ

性　別：女性
年　齢：65 歳
病　名：骨粗鬆症
既往歴：高血圧症，脂質異常症
生活歴：施設入所中
身体所見：
身長（cm）：155.0
体重（kg）：55.0
BMI（kg/m^2）：22.89
腰椎 YAM（%）：79
大腿骨近位部 YAM（%）：68
臨床検査：
Alb（g/dL）：3.8
ALP（IFCC）（U/L）：94
Ca（補正値）（mg/dL）：8.8
25（OH）D（ng/mL）：84
TRACP-5b（mU/dL）：417
P1NP（ng/mL）：33.3

1. 患者の状態と把握

著者は，病院に勤務する管理栄養士である。

患者は，65 歳，女性。施設入所中に 65 歳になった機会に骨密度検査を受診したところ，骨密度が低下しているのが見つかり，投薬治療開始とともに栄養指導介入になった。

1.1.（S）

理解力に問題はなく，今までの ADL は自立，朝食と昼食は自身で簡単な調理を行い自室で食べ，夕食のみ施設の食事を摂取していた。

1.2.（O）

身長：155.0 cm
体重：55.0 kg
BMI：22.89 kg/m^2
20 歳頃の身長：156.0 cm（−1 cm），
背骨の歪み：なし
閉経年齢：50 歳

骨粗鬆症の評価：腰椎 YAM（young adult mean：若年成人平均値）79％，大腿骨近位部 YAM 68％にて，骨粗鬆症と診断される。

服薬：脂質異常症治療薬，降圧薬
サプリメント：なし
両親の骨折経験：母が大腿骨転子部骨折あり。

生活習慣：飲酒なし，喫煙なし，午前中に 1 時間ほどの散歩をしていた。

食物・栄養素摂取：朝食（5 時頃）：粥 250 g，佃煮，漬物。昼食（12 時頃）：食パン 4 枚切り 1 枚＋バター，塩バターロール 1 個，コーヒー＋牛乳 200 mL。夕食（18 時頃）：米飯 150 g，主菜（肉類が多い），野菜煮物，野菜浸し。間食：洋菓子かどら焼きなど 3 回/週。推定摂取栄養量 1,600 ～ 1,800 kcal，タンパク質 50 g，カルシウム 400 mg。

1.3.（A）

＃ 1：NI-5.10.1（1）　ミネラル（カルシウム）摂取量不足

■ 栄養診断の根拠（PES）

＃ 1：聞き取りからのカルシウムの推定摂取量が 57％であり，大腿骨近位部骨密度が 68％であることから，食物・栄養に関連した知識不足が原因となった，ミネラル（カルシウム）摂取量不足と栄養診断する。

栄養士による栄養評価：A（良好）。入院時の体重 55.0 kg, BMI 22.89 kg/m^2, 体重変化なし。生化学検査から，栄養状態良好と判断した。

患者は１時間の散歩の習慣があり，しっかり日焼けをしていたとの話から，十分な日射暴露があった。サプリメントの摂取はなく，紫外線照射により皮膚でのビタミンD生合成が刺激され高値を示している可能性がある。骨粗鬆症のリスク因子になる２ cm 以上の身長低下はなし。生活習慣病はなし。家族に大腿骨頸部骨折歴があり，遺伝によって本人も骨が弱い可能性がある。患者より，骨粗鬆症を意識していたが，特に気を付けたことはなかったとの話があり，骨粗鬆症に関する知識が不十分であった。

1.4. (P)

Mx）骨密度

Rx）目標栄養量：

エネルギー：55.0 kg（現体重）× 30 kcal/kg = 1,650 kcal

タンパク質：55.0 kg × 1.2 kg = 66 g

カルシウム：700 ～ 800 mg

ビタミンD：10 ～ 20 μg

ビタミンK：250 ～ 300 μg

とした[1)]。

Ex）患者は施設での自立した生活を希望し，家事ができる程度まで回復したいという目標を持っていた。長期目標は，骨粗鬆症の治療に必要なカルシウム摂取，サルコペニアの予防と，食事療法の実践と継続。短期目標は，現在の状態を把握してこれから必要なことを理解し，行動計画を自ら立案することとした。

2. 栄養管理の実施と観察

■ 初回栄養指導

介入前の食事では，エネルギーは充足できているが，タンパク質の不足があった。カルシウムについては，毎日牛乳は摂取していたが，大豆製品や海藻，小魚，青菜の摂取は週１～２回と少なかった。朝食と昼食は自室で自炊をしていたため，タンパク質や脂質，ビタミン，ミネラルが不足している質素な食事になっていた。過剰摂取を避けたほうがよい，リンを多く含む加工品や食塩，コーヒー，アルコールの摂取は少なかった。

カルシウムの摂取状況をわかりやすく知るために，『カルシウム自己チェック表』[2)] を使用し普段の状況を確認した。患者が食べている食事を基本とし，今食べている食材からカルシウムが摂取できる食材に置き換えを行ったり，追加するとよいメニューの検討を行った。

■ 栄養指導２回目

①３食おかずを用意して食べる，②毎日牛乳を飲む習慣を継続する，③食パンはバターではなくチーズを乗せて食べる（週２～３回），④粥に佃煮ではなくシラスを入れる，⑤野菜，きのこ，海藻は毎日摂取する，⑥特に大豆製品が少ないので豆腐類は毎日，納豆は週３回摂取するなど，自身で計画を立案した。

3. 総合評価と今後の指導

骨粗鬆症の治療薬の多くは，カルシウムとビタミンDの適切な摂取のもとで治療効果が確認されているので，食事は基本となる。また，タンパク質の摂取量の不足があると筋肉量が減少するが，サルコペニアは転倒の要因の１つなので，骨折を予防するにはカルシウムだけではなくタンパク質の摂取が重要となる。患者はその必要性を理解し，自身で具体的な食事改善の計画を立て，退院後は施設で栄養ケアを継続するための知識を得ることができた。行動変容は関心期から準備期に変化したと考える。

本患者のように骨粗鬆症と診断されたら，骨折を防ぐために骨粗鬆症の治療を始め，しっかりと継続的に行うことが大切である。これを継続できなかったために，転倒，骨折から要介護，寝たきりになる患者は少なくない。患者を教育したうえで，高齢者施設に引き継ぐことが望ましい。

引用文献

1) 骨粗鬆症の予防と治療ガイドライン作成委員会：骨粗鬆症の予防と治療ガイドライン 2015 年版. http://www.josteo.com/ja/guideline/doc/15_1.pdf（2024 年 10 月 22 日確認）。
2) 石井光一 , 上西和弘 , 石田裕美 , 久島泰二：簡便な「カルシウム自己チェック表」の開発とその信頼度の確定. Osteoporo Jpn, 13(2): 497-502, 2005.

（湯原 美和）

● 症例 10　摂食障害

患者データ

性　別：女性
年　齢：40 歳代
病　名：摂食障害
病　歴：3 年
既往歴：なし
服薬状況：なし
生活背景：3 人家族で問題なく生活
家族構成：夫と中学生の娘
住居環境：持ち家
経済状況：良好
生活自立度：自立
利用中の社会資源：なし
本人の希望：朝，起きられるようになりたい
家族の希望：体重を増やさせたい
身体所見：
　身長（cm）：168.0
　体重（kg）：40.0
　BMI（kg/m²）：14.2
臨床検査：るい痩
　FBG（mg/dL）：40

1．患者の状態と把握

著者は病院に勤務する管理栄養士である。

患者は，40 歳代，女性。夫と中学生の娘の 3 人暮らしで，3 年前に娘が中学に入学した頃から，スリムできれいな母親になることを意識しダイエットを始める。

その後，ダイエットがエスカレートして摂食障害にいたった。

1.1.（S）

常に娘が自慢できる母親でいたいとの願望がある。

ご飯，油や甘いものは太ると，口にしない。食べるのは白身の魚少しと水だけである。

調味料は太ると，提供した食事は主菜の一部を湯で洗い調味料を落として喫食する。

1.2.（O）

身長：168 cm
体重：40 kg
BMI：14.2 kg/m^2，るい痩
ADL：自立
食事：常食
入院時バイタルサイン：低体温のほか問題なし
意識：昼間の意識障害なし
起床：自力起床ができない
栄養士による栄養評価：低栄養リスク高

1.3.（A）

＃ 1：NC-3.1　低体重

■ 栄養診断の根拠（PES）

＃ 1：体重 40 kg，BMI 14.2 ということから，意図的な食物摂取制限が原因となった低体重と栄養診断する。

1.4.（P）

Mx）体重と朝の血糖値

Rx）LES 食（ライトイブニングスナック）としておにぎりを喫食することで，朝のエネルギー枯渇を回避する。

　マイマヨネーズの持ち込みを許可し，自由な喫食を可とする。

　主菜を少量，調味料を洗っても食べるようにする。

Ex）体重の最低基準の重要性を指導する。

2. 栄養管理の実施と観察

■ 入院２病日

朝食時に覚醒していない。血糖値 40 mg/dL で低血糖昏睡の状態。看護によりブドウ糖静脈注射で覚醒し，食堂へ移動。

朝食喫食１割以下。その後，意識はあるが覚醒は悪い。

■ 入院４病日

医師から，体重が 40 kg（BMI 14.0）を切ったら強制栄養する治療計画を提示する。

40 kg を意識し，喫食量は増加した。

■ 入院７病日

体重は 41 ～ 42 kg を維持しているため，外泊の希望がある。

外泊許可が出るが，翌朝，低血糖昏睡状態で救急車で搬送されてくる。

■ 入院 30 病日

７病日以降，体重が戻ると外泊希望が出て外泊するが，決まって低血糖で戻ってくることを繰り返す。

医師からは，このままでは命の保証ができないと家族へ伝える。

患者は医師・看護師への信頼感を失って，指示を聞かなくなる。

この段階で栄養科に栄養指導の依頼が入る。

■ 入院 31 病日

初めて摂食障害を担当する管理栄養士が患者を訪問し，アセスメントを行う。

アセスメント結果をもとに栄養科内で複数名でカンファレンスを行う。

患者の訴えで一番困っていることを聞き，朝が起きられないことを聞き取る。

朝の低血糖改善のため，栄養管理計画を作成する。

＃１：起きられないことへの対応は，寝る前に１単位ほどのおにぎりを，朝覚醒するための薬と思って食べる。

＃２：食事は洗ってもよいので，１口か２口は食べる。

＃３：「何か食べられるものがあるか」という質問に対して，特別なマイマヨネーズは食べるので，持ち込み可として自由に食べることを許可する。

■ 入院 32 病日

朝，自力で覚醒ができる。担当管理栄養士への信頼感を持って話してくれる。

患者の喜びを受容して，しばらく継続する。

■ 入院 39 病日

栄養相談時に，患者から，夕食のご飯からおにぎりを作る提案がある。衛生的な問題はあるが，患者の希望を受容し，ラップを夕食時に提供し，自作したおにぎりを夜間に喫食するようになる。

■ 入院 50 病日

体重が安定し，朝の覚醒も改善したため，再び外泊許可をとり，外泊する。

低血糖を起こさず無事に外泊を終了する。

■ 入院 70 病日

この間，外泊を繰り返す。時々低血糖で戻って来ることがあったが，おおむね順調に外泊を行った。体重も 42 kg を維持していた。

■ 入院 80 病日

危険な体重は回避し，低血糖も改善傾向にあるため，退院許可が下り，退院へつながった。

3. 総合評価と今後の指導

体重の下限を決め，患者が低体重の危険を意識できるように体重維持管理を進めたことが，体重維持に効果があった。

患者の希望と困っていることをすべて受容することで，患者との信頼関係を構築でき，患者の気持ちを聞き出すことができたことで，改善につながったと思われる。

その後は，本来，外来でのフォローを続け，再燃の兆候を早めにつかみ，早期介入を行うことを目標に指導を続けていくことが重要と思われる。ただ，本症例は，退院後外来フォローをすることができないまま，通院しなくなってしまったため，継続することができなかった。家庭で１人でいる時に低血糖昏睡に陥って最悪の事態に至ることが心配されるが，確認できないまま終了となってしまった。

（西宮 弘之）

第２節　施設における栄養ケアの取り組み

「年齢を重ねるにつれ，心身の機能が低下するのは仕方のないこと」と考えてはいないだろうか。実は最近，そうではないことが明らかになってきた。高齢者が心身の機能を低下させてしまう最大の原因は，「もう年だから，おっくうだから」と，身の回りのことや外出をしなくなることである。体や頭を使わない生活は，筋力や意欲を低下させ，やがて要介護状態や認知症を招くことにもつながる。しかし，日常生活のちょっとした工夫で，心身の過度の老化を防ぎ，自分でできることの範囲を広げていくことができる。

施設での毎日の中で，高齢者について気をつけなければいけないことの１つに，「脱水から守る」ことがあげられる。人体を構成している水分は，高齢者では55％といわれている。呼吸，汗，尿，大便などから，１日に1,500 mL程度の水分が失われてしまうので，失われた水分を補給することが，食事での摂取も含めて，必要となってくる。脱水を起こすと，発熱，脱力感，皮膚の乾燥や血液の濃縮などが生じる。また，重度になると生命の危険もある。

気をつけなければならないことの２つ目は,「誤嚥性肺炎・窒息から守る」ことである。誤嚥性肺炎は，食べ物などが誤って気管を通り，肺に入ることにより起こる。肺炎は，高齢者の死因の上位にあり，その多くが誤嚥性肺炎と考えられている。

３つ目は，「低栄養から守る」ことである。低栄養とは，食事摂取量が減り，栄養状態が悪くなることである。低栄養になると，免疫力が低下し，褥瘡（床ずれ）や感染症を起こす。その結果，さらに栄養状態が悪くなり，悪循環に陥る。このようなことにならないために，まず必要な水分はとれているのか，食事はどのくらい食べているのか，本人の食事形態は合っているのか，などを確認する。栄養ケア・マネジメント（NCM）のように，高齢者の栄養状態向上のために，医師，管理栄養士，看護師，介護者など，利用者を取り巻く医療スタッフが力を合わせて取り組むシステムが勧められている。高齢者施設での栄養ケアシステムにおいては，他の医療スタッフとの密な情報提供や情報交換が，栄養士の大切な役目である。

（紅谷 加津江）

症例 11　低栄養（介護老人保健施設）

患者データ

性　別：女性
年　齢：81 歳
病　名：右小脳出血
既往歴：高血圧，尿路感染症，廃用症候群
生活歴：夫と２人暮らし（ほかに娘２人）
身体所見：
身長（cm）：150.0
体重（kg）：39.0
IBW（kg）：49.5
BMI（kg/m^2）：17.3
握力（kg）：右 6.1，左 5.6
臨床検査：
WBC（10^3/μg）：7,4
Hb（g/dL）：13.2
Alb（g/dL）：2.6
Cr（mg/dL）：0.57
FBG（mg/dL）：93
TC（mg/dL）：182
CRP（mg/dL）：2.47

１．利用者の状態と把握

著者は，介護老人保健施設に勤務する管理栄養士である。

利用者は 81 歳女性。午前４時，自宅居間で動けない状態で発見され，脳神経外科病院に救急搬送された。右小脳脚に少量の出血があり，37 日の入院後，当施設に入所となる。

1.1.（S）

昼食，夕食とも，「お腹がいっぱいだから食べられない」と食事摂取を拒否する。ただ，おやつのカステラは「おいしい」と食べられる。家族からは「在宅での介護は困難です。自分で食事を全部食べられるようになって，状態を改善させて，元気に特別養護老人ホームに入所させたい」といわれている。

1.2.（O）

身体状況：身長 150.0 cm，体重 39.0 kg〔通常時体重（UBW）50 kg〕，BMI 17.3 kg/m^2，%UBW 78.0，%IBW：78.8，大幅な体重減少，減少率 22%，低体重

介護度：5，寝たきり度：B2，認知度：IIIa

口腔：上下自歯（欠損はほとんどない）

右上下肢：拘縮あり

日常生活：歩行不可，車いす使用

姿勢：強い前屈があり，頭が上がらない状態である。強度円背でもある。

自尿なく，バルーンカテーテル留置

体温：36.8℃

血圧：112/80 mmHg

食事形態：嚥下調整食学会分類 2021 常菜

提供食事内容：全粥 200 g，刻み（１口大），減塩食 NaCl 6 g，グレープフルーツ禁（入院時の食事内容で開始する。状況は自立摂取もできるが，食べこぼしが多く，一部介助が必要であった。摂取量は 10 〜 80％と大きなむらがみられていた。補食利用もあった。）

1.3.（A）

＃１：NC-3.1　低体重

■ 栄養診断の根拠（PES）

＃１：食べこぼしが多く，摂取量が 10 〜 80％とむらがあることが原因となった，低体重と栄養診断する。

低栄養リスク高。体重減少率より（入院前と後で22％の減少）。

脱水も疑われる。高リスクのため２週間ごとの観察。

1.4.（P）

Mx）体重，UN／Cr，摂取量

Rx）目標栄養量（/日）：エネルギー1,400 kcal〔ハリス・ベネディクトによる基礎代謝推定量925 kcal，低栄養であるためストレス係数1.2，生活活動係数1.2（車いす離床リハ実施）とした〕。

低アルブミンのため，タンパク質は65 gとした。水分量は1,200 mL/日とする〔25～30 mL ×39.0 kg(現体重)＝975～1,170 mL〕。

UBWからの体重減少を考え，摂食嚥下機能に対応した食事提供にて経口摂取による栄養量確保をできることが重要である。そのため，補食は栄養補助食品のみとせず，食事摂取のきっかけとなる好物のアイスクリームなども用意した。加えて右手の拘縮を顧慮し，言語聴覚士（ST）評価を経ておにぎり（120 g）とした。

Ex）食べこぼしによる摂取量の変化が体重減少と脱水に影響していることを指導し，サルコペニア，フレイルの資料を使い，摂取量を確保することの重要性を指導する。

2. 栄養管理の実施と観察

■ 入所10日以降

前屈，口溜（特に口腔内歯の周りに食べ物が残る）があり，うまく飲み込めない状態になる。

前頸部腫脹が出現し，嗄声，水分の摂取も困難となる。医師より食止め，PPN輸液の投与が指示された。あわせて，病院受診にてCT検査などを行ったが，問題なしとのことである。原因は不明だった。この間，発熱，姿勢の崩れ（左右の傾き，前屈後屈）がみられた。

STと理学療法士（PT）から嚥下と姿勢の状態のアドバイスを受ける。まず，スタンダード車いすから，リクライニング車いすに変更した。姿勢の安定を確保した。食事摂取量も０～100％と不安定である。状態の変化を受け，入所11日目より主食を全粥200 g，副食を軟菜みじん，嚥下調整食４とした。同時に水分も薄とろみ付に変更した。

また，STによる長谷川式認知症スケール(HDS-R) 註2) を入所７日目と９日目に行う。両日5/30だった。認知症の影響による自立摂取困難などへの配慮が必要と考えた。

■ 入所１ヵ月以降

活気がなく閉眼時は食事介助が必要なこともある。

STの嚥下評価では「固形物の摂取は誤嚥に対しより注意していく必要がある」とのこと。食事時の姿勢の崩れは，まだ出現している。首が前に強く倒れてしまい，食事摂取が難しい状況が出ている。再度，PTに姿勢のアドバイスを受ける。リクライニング位をとれるようになる。帰宅願望が強くなり，食事摂取時も落ち着きがなく，発熱も続いている。

食事中，意味不明の言動や気が散ることがある。見守りがより大切になっている。この間の本人への声掛けと後半の食事介助は有効である。

また，食事提供量をコンパクトにし，食事に集中でき，時間内で食べ終わるようハーフ食高エネ

註2) 長谷川式認知症スケール（Hasegawa Dementia Scale-Revised：HDS-R）：認知症の検査手法の１つ。30点満点で，20点以下だと認知症の疑いが高く，19点以下：軽度，15点以下：中程度，10点以下：高度とされる。

ルギーゼリー[注3)]付きの食事に変更した。エネルギー量1,300 kcal，タンパク質35 g，塩分5 gとした。タンパク質は日本人の食事摂取基準より，現体重から31.7 g以上は必要と考える。食べやすい高エネルギーゼリーを導入し，エネルギー量を確保し，カタボリズムによる筋肉や骨の減少予防に努め，サルコペニアの改善を心掛けた。

食事摂取量は改善し，ほぼ80％摂取できるようになる。体重は39.6 kgとなった。低栄養リスクを中リスクと変更し，１ヵ月ごとに状態観察する。

■ 入所２ヵ月以降

食事量，形態は継続している。状態は安定し，食事も100％摂取できることが増えている。また，姿勢を保てるようになっているため，スタンダード車いすに戻したことで，自力での摂取がしやすくなる。排泄に関しても，本人より「トイレに行きたい」の訴えがあり，看護師の排泄観察のもとバルーン抜去ができ，トイレにて排尿がみられた。

排便に関しては３～４日で下剤または摘便などの処置が行われ管理されていた。下剤に関しては医師の指示と薬剤師の管理により適切な投与ができ，排便も規則正しく確保できた。便秘の予防は食欲不振の予防にもつながるため，重要なポイントとなる。体重は40 kgとなった。

■ 入所３ヵ月以降

食事摂取量は改善されている。問題点として食事時の姿勢の崩れは，まだときおり出現している。食事時の姿勢を嚥下しやすい状態にすることが，食事摂取の改善につながる。強度の円背があり，前屈姿勢になりやすいうえ，左右に傾くなど姿勢が乱れる。その都度PTにポジショニングの評価を依頼し矯正している。

活気がなく閉眼したままで，食事介助が必要なことはある。帰宅願望により落ち着かないことや発熱も依然続いている。加えて，意味不明の言動や，食事中に気が散ることが多いため，見守りがより大切になっている。

引き続き食事中の声掛け，食べ残しがある時の後半の食事介助は必要である。全量を自力摂取できることも出てきている。体重は39.6 kgで，やや低体重ではあるが安定している。

看護師より，発熱が続いていることから，水分摂取を促すことを依頼される。食事時は茶のお代わりを勧めること，起床時，10時，おやつ，就寝前の飲水を確実に行うこととする。1,200 mLの水分補給量は最小でも確保できるようにした。

■ 入所４ヵ月以降

状態が安定し，100％摂取できているため，ハーフ食高カロリーゼリー添付から，全粥150 g副食軟菜極刻みで全量提供とする。エネルギー量は1,200 kcal，タンパク質65 g減塩食とした。体重は38.6 kgとやや減少を示した。

■ 入所５ヵ月以降

状態安定が続く。食事も摂取量100％が続く。歯科衛生士の口腔ケアも始められた。本人の希望があり米飯を試食してもらう。ST観察にて問題なく摂取できるとの評価を受ける。主食を米飯に変更する。米飯は75 gとし，エネルギー量は1,200 kcalのままとする。

ADL改善に伴い，食事時に落ち着きなく立ち上がるなどの行為を繰りかえすことが増えた。食事に集中して摂取できる量を提供し，環境改善のため食席をほかの利用者の動きが気にならない位置に変更した。体重は38.3 kgと微減が続いた。

[注3)] 高エネルギーゼリー：果汁に粉飴，砂糖を加え，ゲル化剤で固め，１個200 kcalとなるように厨房で用意している補食。

■ 入所６ヵ月以降

米飯での食事摂取は安定している。副菜を軟菜みじんから刻み（1口大）に変更とする。嚥下調整食4から常菜とした。食事の摂取は良好である。Alb も 3.6 g/dL と改善していた。体重は，40.7 kg と低体重ではあるが，BMI 18.1 と改善を示した。

おやつ時に，遊び食べや「後で食べるから今はいい」などの行動や発言が出ているものの，ADL も改善し，顔色もよくなっている。医師，看護師より，体調不良なく過ごしていることも報告されている。

■ 入所７ヵ月後，在宅復帰

退所当日のバイタルチェックは，血圧 129/69 mmHg，体温 36℃と問題はない。体重も 41.6 kg, BMI 18.5 とさらに改善し，普通体重域となる。米飯，刻み（1口大）の常菜を安定して摂取できている。100％自力摂取もできるようになり，在宅への退所となった。食事の形態に関しては，在宅に帰って準備しやすい食事に戻すことができた。

ST の嚥下評価を随時受けることにより安全性を確保した。在宅復帰に備え，PT により，食事摂取時の姿勢安定の重要性も考慮した，家庭で使いやすい車いすが選ばれた。

3. 総合評価と今後の指導

高齢の夫と２人での生活のため，在宅復帰は困難か，と思われたケースだった。入院による環境の変化で低栄養に陥るケースは少なくない。病気は改善しても低栄養の状態のままの退院となるケースも多い。多職種が協力してケアすることで食事を摂取できるようになり，リハビリについても情報を共有でき，適した食事を提供でき，栄養状態が改善し，在宅での生活を検討できるまでになった。

その結果，娘たちの生活支援と自宅近くの特養のショートステイサービスも活用することで，在宅復帰を実現できた。介助はし過ぎずに，できることは維持し，そのうえでできることを増やしていく。「優しく，厳しく，楽しく，安全に」を合言葉にしている。

介護老人保健施設は，医師，看護師は常駐しているが，病院と違い生活の場でもある。また，医療行為も介護保険で賄うため，原則として医療保険は利用できない。利用者の心理状態を含め，全体像を把握することが大切である。在宅復帰することを考え，利用者はもちろん，家族とも密にコミニュケーションをとる必要もある。

日頃より，利用者からも家族からも声をかけてもらえるように努めている。家族や利用者の気持ちも考え，多職種で状態の改善を目指している。笑顔で自宅に帰る利用者と家族を見送ることは，職員皆の大きな喜びとなっている。

認知症は，高齢になれば誰でも発症する可能性がある。認知症による食事の拒否や食べ方の問題で，低栄養になる高齢者は多い。食べられない原因を考え，食事の形，食べる環境を整えて，あきらめずに多職種で協力し努力していくことが有効であった。「認知症は神様からのプレゼント」「認知症になるまで長生きできた」「今をよくすることが重要」と考え，その時その時をよりよく過ごさせるように考え，健康状態や ADL の改善に努めている。

（海野 美智子）

症例 12　肺炎（特別養護老人ホーム）

患者データ

性　別：男性
年　齢：79 歳
病　名：肺炎
既往症：アルツハイマー型認知症，高血圧，多発性脳梗塞
生活歴：妻と２人暮らしから特別養護老人ホーム入所へ
身体所見：
身長（cm）：162.0
体重（kg）：59.1
BMI（kg/m^2）：22.5
臨床検査（退院直後）：
Hb（g/dL）：12.9
Alb（g/dL）：3.2
Cr（mg/dL）：0.72
eGFR（mL/分/1.73 m^2）：54
CRP（mg/dL）：0.11

1．利用者の状態と把握

著者は特別養護老人ホームに勤務する管理栄養士である。

利用者は 79 歳，男性。数日前から 39℃の高熱，悪寒，喘鳴，食欲不振があり，病院受診の結果，肺炎のため入院となった。40 日後に退院した。

1.1.（S）

肺炎のため 40 日の入院後，退院し特別養護老人ホームに戻ってきた。管理栄養士の「おかえりなさい」に対して，返答はないが目を開いた。家族は「退院できてよかった」と喜んだ。

1.2.（O）

顔色不良。体重は 59.1 kg で，入院前より 2.5 kg 減（BMI は 22.5）。

食事形態は，全粥，ミキサー食，とろみ汁，とろみ茶。

食べる意欲はみられるが，体力が伴わない。

残食調査（介護士記録から）：昼食は主食 75%，副食 65%，平均摂取量 70%

栄養摂取量 980 kcal/日，タンパク質 45.5 g/日と算出した。

1.3.（A）

＃１：NC-3.2　意図しない体重減少

■ 栄養診断の根拠（PES）

＃１：体重が入院前後で−2.5 kg ということから，誤嚥性肺炎が原因となった，意図しない体重減少と栄養診断する。

40 日間の入院生活により，身体状況の低下あり。退院後，座位保持力，嚥下力ともに低下していたので，①食事中の状態を観察し，多くの情報を得る，②姿勢を確認する，③口腔ケアの有無を確認することとする。

1.4.（P）

Mx）食事摂取量，体重，BMI

Rx）エネルギー必要量，タンパク質必要量の算定：

現体重に対する基礎代謝量：21.5 kcal（基礎代謝値）× 59.1 kg（体重）＝ 1,271 kcal

現体重を維持するために必要なエネルギー量：1,271 kcal × 1.1（生活活動強度指数）＝ 1,398 kcal。1,398 kcal ×1.1（ストレス係数）＝ 1,538 kcal

現体重に対するタンパク質必要量：1.1 g × 59.1 kg ＝ 65 g

目標栄養量：エネルギー：1,600 kcal/日，タンパク質：65 g/日とした。

栄養補給は経口で，全粥・ミキサー食，栄養補助食品ゼリー（150 kcal × 2 個/日）。

食事形態は，本人の好みである全粥を維持できるように，全量摂取を目標とした。

体重低下がみられたが，標準範囲内の体重であること，誤嚥回避することから食事形態・量はこのままとした。今後の体重減少により再検討する。

Ex）短期目標：誤嚥せずに自力で食事ができる（期間１ヵ月）。

長期目標：食事を全量摂取できる（期間３ヵ月）。

2. 栄養管理の実施と観察

退院日に，生活相談員，関係職員の退院時カンファレンスを行い，病院から送られた栄養情報提供書類から食事形態を含む内容を確認した。栄養士は，病院の食事形態を施設の食事形態と照らし合わせ，本人の状態に合った食事を提供する。食事の提供方法や提供時間などの詳細も，朝・昼・夕の職員申し送りの中で確認した。

■ 退院１日目

ベッド上で傾眠することから，口腔嚥下体操を促し，覚醒してから食事介助して，食事摂取量70％（980 kcal/日）であった。

ミールラウンドで介護士，看護師，栄養士で喫食状態を確認した。

■ 退院３日目

車いすにテーブルを付け，後半介助にて食事摂取量70％となる。

栄養士は，記録を読むと同時に，自分の目で実際の喫食状態を確認しに行く。この利用者は，まず先に好みで栄養補助食品から食べる。食事中，疲れてしまい前に倒れてしまうが，食べようとする意欲はみられる。耳は遠いが，視力はよく，食器や膳の彩りが刺激になっているようである。

■ 退院２週目

自力摂取にて食事摂取量80％となる。

目の力がある。介護士は，むせたら声掛けし，食事を少し休ませていた。姿勢の傾きについては，作業療法士が，移乗や車いすへの座り方を介護士へ伝える。

■ 退院１ヵ月目

自力摂取で食事摂取量90％となり，体重は59.9 kg となる。

表情がしっかりし，「お饅頭が食べたい」などと話をする。おやつに水ようかんを食べる。この段階において，安定期間に入ってきたように思われる。食事を一度に口に入れてむせていたので，介護士が小鉢に入れ替えて手渡しし，またティースプーンを使用してもらいむせを防止した。すべての職種が口腔内の嚥下状態の確認をその都度しっかりと見ていく必要があると思われる。肺炎から誤嚥性肺炎や他の合併症につなげていかないためでもある。

栄養士は，栄養補助食品を用いて，栄養量を変えずに食事全体量を少なくして提供した。本人の体力に合わせて，体調をみながら，少量で口当たりのよい好きなゼリーを併用して，身体に負荷をかけないようにするための工夫である。

義歯は，取り外しを本人が嫌がるので，使用しなかった。義歯は，以前から何回も取り換えているが，気に入ることがなく，そのまま外した状態で食べることに慣れてしまった。

看護師は退院１ヵ月の様子を，栄養士は喫食状況を，嘱託医へ報告する。

■ 退院３ヵ月目

全量摂取できた。体重は 59.0 kg で，入院する前に戻る。

血液検査の Hb は 12.9 g/dL から 13.7 g/dL へ，Alb は 3.2 g/dL から 3.6 g/dL へ上昇したことから，改善できたといえる。食事も自力で全量摂取できている。

3. 総合評価と今後の指導

全量摂取でき，体調もよくなった。肺の免疫防御機能の低下による肺炎などの感染症は，皮膚や呼気からの不感蒸泄増大による脱水や発熱，濃性痰の増加を伴い，栄養摂取低下を背景としてさらに悪化するため，栄養摂取改善の確保は非常に重要なことであった。本人の好みの温かい全粥を維持していけるように，今後も食事と十分な水分摂取の対策を他職種と取り組み，入院しないケアを継続し行っていく必要がある。

（田崎 京子，田中 朱美）

第３節　在宅における栄養ケアの取り組み

在宅における栄養管理は，人それぞれ個性があるように，生活環境をはじめとして生活背景や経済状況，心理的考えにもさまざまな違いがあり，その中で個人に合わせたオーダーメイドの栄養ケアによってよい方向づけを見つけ出していくことができれば，合格といえるのではないだろうか。よくある一人合点で押し付けにならない栄養ケアを意識して，提案できるようにすることが重要である。

特に，在宅では家族中心のケアになることが多いために，無意識のうちに介護する側が介護される側に圧力をかけていることに，介護する側も気づかないケースがほとんどである。毎日の積み重ねが負の連鎖を起こしていき，家庭の崩壊につながっていく流れをつくっている。この負の流れを防止するには，栄養士がアセスメントから得た情報をもとに，多職種と連携して支援の内容を考えなければならない。介護者にしていもらいたいことを整理し，外部のサービスを利用できない中で，介護者が実施できそうなことを１つか２つにまで絞り，具体的に伝えることである。

在宅における栄養ケアは，「栄養食事相談」であり「栄養指導」ではないので，利用者の栄養マネジメントだけではなく，生活背景を考慮した地域診断も行い，先を見据えて行政（市町村）を巻き込んで考えていく必要がある。

在宅での医療チームのネットワークづくりをさらに拡大して，多職種同士が顔の見える関係を構築することで，それぞれの専門職の機能を十分に発揮していくことが望まれる。

食事介助は１つの職種で解決できる問題ではなく，多職種と緻密な連携をとっていくことが重要である。

（紅谷 加津江）

● 症例 13　小児アレルギー

患者データ

性　別：男児
年　齢：７歳
病　名：アトピー性皮膚炎，乳アレルギー，卵アレルギー
家族歴：母：小児期アトピー性皮膚炎，妹：ピーナツアレルギー
薬　剤：皮膚保湿剤
家族構成：両親，妹
身体所見：
　身長（cm）：122.4
　体重（kg）：23.5
　ローレル指数（kg/m^3）：128
臨床検査：
　Hb（g/dL）：12.5
　フェリチン（ng/mL）：49.8
　TP（g/dL）：6.92
　特異的アレルゲン 16 種：
　　CAP- 卵白：クラス３（4-4-4）*
　　CAP- ミルク：クラス３（3-4-4）*
　　CAP- 卵黄：クラス３（3）*
　　CAP- αラクトアルブミン：クラス０（2）*
　　CAP- βラクトグロブリン：クラス１（2）*
　　CAP- カゼイン：クラス１（2）*
　　CAP- オボムコイド：クラス２（3-4-4）*
*（　）内は６歳 -5 歳 -4 歳時，数字１つのところは７歳時の値。

1．患者の状態と把握

著者は病院に勤務する管理栄養士である。

患者は７歳男児。アトピー性皮膚炎で近医を受診しており，乳と卵のアレルギーがあることから，食物負荷試験目的で当院を紹介受診した。

1.1.（S）

卵は完全に火の通っているものを少量食べている。ドーナツとして食べることが多い。卵焼き５ g を練習しているが，しょっちゅうではない。卵焼きそのものは進んで食べない。

乳製品は，普段からヨーグルトとチーズを食べていて，医師から牛乳は飲めるのではないかといわれ，200 mL 試したら飲めた。今は週に１回か２回飲んでいる。

1.2.（O）

皮膚のコントロールは良好で，皮膚保湿剤の塗布のみとなっていた。

乳アレルギー，卵アレルギーは，離乳食期の１歳頃発症した。受診時６歳では牛乳 60 mL まで摂取可，卵はつなぎ程度摂取可であった。

６歳で牛乳 100 mL（10 mL-20 mL-30 mL-40 mL を 15 分ごと）の負荷試験を行い，陰性であった。外来で，医師の指示のもと自宅で 200 mL 摂取し，症状がなかったため，乳は除去しないことになった。

６歳で卵の負荷試験を実施し，加熱全卵５ g（炒り卵１ g-1 g-1 g-2 g を 15 分ごと）まで摂取可能となった。

７歳で感作が下がったことから，再度卵の負荷試験が実施された。卵の負荷試験 40 g の結果は陰性で，日常摂取は問題なしと判断された（**表 4-13-1**）。

負荷試験は 10 時から行われ，終了後に昼食を提供している。内容は乳，卵，小麦，大豆，魚介類，ナッツ，ごま，油脂を使用しない固定メニューである。

1.3.（A）

＃１：NI1-5.9.1　ビタミン摂取量不足
＃２：NI-5.10.1（1）　カルシウム摂取量不足

表 4-13-1　7歳時負荷試験の詳細

負荷試験の目的		安全摂取量の決定と耐性獲得の診断
負荷試験食材		全卵炒り卵
方法		5g-5g-10g-20 g を 15 分ごとに摂取
アナフィラキシー歴		なし
プリックテスト		なし
直近の抗体価	特異的 IgE	11.2 UA/mL
負荷試験前バイタル	意識	清明
	体温	36.8℃
	心拍数	113 回/分
	酸素飽和度	98%
	血圧	100/40 mmHg
血液検査	卵黄	8.23
	オボムコイド	1.15
	フェリチン	49.8 ng/mL
	亜鉛	60 μg/dL
	25（OH）D	28.9 ng/mL
負荷試験時の状況	紹介	あり
	気管支喘息	なし
	アトピー性皮膚炎	あり
	アレルギー性鼻炎	なし
	アレルギー性結膜炎	なし
治療薬		なし
判定		陰性（皮膚・粘膜，消化器，呼吸器，循環器，神経症状なし）
結果		耐性獲得の確認（日常摂取量）

■ 栄養診断の根拠（PES）

＃1：食物アレルギーがあることから，卵を摂取できないことが原因となった，ビタミン D，B_2，B_{12} の摂取量不足と栄養診断する。

＃2：食物アレルギーがあることから，牛乳を摂取できないことが原因となった，カルシウム摂取量不足と栄養診断する。

成長曲線によると，体格は標準内で，ローレル指数でも肥満とやせはみられない。血清総タンパク質，ヘモグロビン，フェリチンはいずれも正常である。牛乳を摂取できないことにより，カルシウム摂取不足，卵を摂取できないことにより，タンパク質，ビタミン D，ビタミン B_2，ビタミン B_{12} の摂取不足が考えられた。主な調理担当者は母親であるが，手間はかかるものの，困っていること，負担に感じていることはなかった。

1.4.（P）

Mx）摂取状況

Rx）6～7歳男児の栄養基準については，『日本人の食事摂取基準』[1] を用いた（**表 4-13-2**）。

Ex）バランスのよい食事摂取

2. 栄養管理の実施と観察

栄養指導は負荷試験ごとに3回行った。

1回目栄養指導：6歳時に牛乳 100 mL 摂取可能となったことに対して，牛乳とヨーグルトを勧めつつ，不足分を豆乳や豆腐など大豆製品で補うことも，イラストを用いた媒体で指導した。

２回目栄養指導：6 歳時，全卵加熱５ g まで含まれる加工品が可となったため，『おいしく治す食物アレルギー攻略法, 改定第２版』[2] を参考に，摂取量を示した。牛乳や小麦のようにタンパク質量換算が難しいためである。また，加工品などのアレルギー物質の表示について，個別表示や一括表示も資料を用いて説明した。卵は摂取できないが，ビタミン D は魚とキノコ類の摂取と日光浴，ビタミン B_2，B_{12} は豚肉などの代替え食品を摂取することで補えることを指導した。

３回目栄養指導：7 歳時は卵摂取可となったが，これまで卵そのものを摂取してこなかったため，すぐに食事に取り入れることは難しい様子だった。6 歳時の指導に加えて，今後は自宅で卵料理をつくれるため，家族と同じタイミングで摂取をしていけばよいことをアドバイスした。乳製品の摂取が不足しがちと考えられたため，成長に欠かせない栄養素のカルシウム確保のため，牛乳もしくはヨーグルトを毎日摂取するよう勧めた。

今後，必要栄養量を過不足なく食事摂取をしてもらうために，1 日の必要量を昼食と照らし合わせ，具体的な量について母親を中心に患者本人へも説明した。資料も配付し，母親の理解は良好であった。

3. 総合評価と今後の指導

本症例の患者は，これまで常に誤食の心配があったが，段階的な負荷試験により乳と卵の除去が解除された。家庭内での食事や学校給食で皆と同じものを食べられる喜びと楽しさを味わって欲しいが，除去の期間が長かったため，今後の摂取に関しては必ずしもそうはならないかもしれない。しかし，命の危険や症状が出たときの辛さから解放されることは喜ばしい。

表 4-13-2　6 ～ 7 歳男児の栄養基準（身体活動レベルふつう，1 日あたり）

推定エネルギー必要量	1,550 kcal
タンパク質推奨量（目標量）	30 g（50 ～ 78 g）
脂質目標量	34 ～ 52 g（20 ～ 30%）
カルシウム推奨量	600 mg

（文献 1 より抜粋）

乳と卵は乳幼児期に発症しやすいアレルゲンである。いずれも成長に欠かせない栄養素を含有し，栄養価の高い食品である。料理に使用される頻度も高く，完全除去が続くと成長への懸念もあり，家族も不自由になることがある。

様々な代替え食品が開発されている現在は，安全でおいしく栄養素を摂取できるようになっていることは歓迎できる。

耐性が獲得されるケースが多いといわれるが，個人差もあるため，安全に摂取できるようになるためには，食物負荷試験を行うことが必要である。あわせて栄養指導を行うことで，不要な除去を行ったり摂取を控えたりすることなく成長を支えていくべきである。

参考文献

海老澤元宏，伊藤浩明，藤澤隆夫 監：食物アレルギー診療ガイドライン 2021，協和企画，東京，2022.

「食物アレルギーの栄養食事指導の手引き 2022」検討委員会：食物アレルギーの食事栄養指導の手引き 2022，https://www.foodallergy.jp/wp-content/themes/foodallergy/pdf/nutritionalmanual2022.pdf（2024 年 10 月 28 日確認）

引用文献

1) 厚生労働省：日本人の食事摂取基準（2025 年版）. https://www.mhlw.go.jp/stf/newpage_44138.html（2024 年 10 月 28 日確認）

2) 伊藤浩明 監：おいしく治す食物アレルギー攻略法，改訂第２版，アレルギー支援ネットワーク，2018.

（武田 朝子）

症例 14　小児肥満

患者データ

性　別：男児
年　齢：8 歳
主　訴：クリニック専門外来で肥満といわれた。
現病歴：36 週で出生，出生時体重 2,600 g，身長 48 cm，その後は順調に成長している。
既往歴：なし
家族構成：両親
身体所見：
身長（cm）：132.0
体重（kg）：45.3
ローレル指数（kg/m^3）：197
AC（cm）：27.2
TSF（mm）：13.2
血圧（mmHg）：132/70
脈拍（bpm 整）：86
臨床検査：
WBC（10^3/μL）：7.6
RBC（10^6/μL）：4.20
TP（g/dL）：7.6
FBG（mg/dL）：98
TG（mg/dL）：143
HDL-C（mg/dL）：34
LDL-C（mg/dL）：129
AST（U/L）：27
ALT（U/L）：28
γGT（U/L）：26

1. 患者の状態と把握

著者は，クリニックの小児科肥満児外来に勤務する管理栄養士である。外来患者の栄養食事指導を行っている。

相談者は 8 歳，男児。幼児期よりぽっちゃり体型であった。

医師から，血清脂質異常や血圧などの検査結果から小児単純性肥満と診断され，食事運動療法の開始が指示された。

1.1. (S)

入学当初から 3 年生に至るまで身長は標準で，肥満度が 26％から 46％に増えている（**表 4-14-1**）。軽度肥満から中等度肥満の後半となり，このままだと次回の測定では確実に高度肥満の判定となる様子が伺える。

母からの聞き取りでは，本人は太り気味は認めているが，他からいわれるのが納得いかないようである。

1.2. (O)

母は仕事をしており，社内で重要な地位にいるようで，帰宅時間は毎日かなり遅い。肥満の傾向はない。父は単身赴任で，ほとんど不在である。食事については，母が弁当を買ってくることが多く，お気に入りは唐揚げ弁当。市販の弁当は大人用にパッキングされているので，子どもが食べるには高カロリーのものを買っていると反省していた。

1.3. (A)

＃ 1：NC-3.3　過体重・肥満

■ 栄養診断の根拠（PES）

＃ 1：入学から 3 年で肥満度が 70％増加していることから，両親の仕事の都合で大人用市販弁当を 1 人で食べていることが原因となった過体重・肥満と栄養診断する。

聞き取りだけでは不十分なため，休日と平日の 2 日間に食べたものと量を記録してもらうことにする。

表 4-14-1　小児肥満の判定方法と治療法の基本

肥満の判定			
体格指数による方法	乳児	カウプ指数 $= \dfrac{\text{体重（g）} \times 10}{\text{身長（cm）}^2}$	22 以上で肥満
	児童	ローレル指数 $= \dfrac{\text{体重（kg）} \times 10^7}{\text{身長（cm）}^3}$	160 以上で肥満
標準体重による方法	満 6 歳以降	肥満度 $= \dfrac{\text{（実測体重 − 標準体重）}}{\text{標準体重} \times 100}$	20 ～ 29%：軽度肥満 30 ～ 49%：中等度肥満 50%～：高度肥満
治療の基本			
・食事療法と運動療法が基本となる。 ・軽度で合併症がない場合，積極的な治療をせず，運動を奨励する。			

1.4.（P）

Mx）体重・ローレル指数

Rx）食事記録から，1 日の摂取エネルギーが 2,500 kcal を超えていることがわかり，1 日の標準エネルギー量 1,700 kcal を目指す。軽度肥満（肥満度 29％以内，体重 36 kg）を目標とする。

Ex）学童期は成長途上であるため，厳しい食事制限や過度の体重減少を目指す指導は行わない。

■ 食事療法

食事療法は，本人の意思を尊重し自然体で行うが，食事の量や時間などが不規則になっていないか，1 回の食事時間が短すぎないか，などを評価する。

■ 運動量

運動量は，外遊びの時間を評価する。家庭環境は，家族関係や心理状態を評価する。起床直後，朝食前，朝食後，就寝前に体重を測定して，グラフを作成し，1 日の中での体重の変動を知る。同時に，食事摂取量と体重の増減の関係がわかり，肥満の要因の目安を把握することができる。

2. 栄養管理の実施と観察

2.1. 実施

給食がある平日は昼食 640 kcal，残りを朝食とおやつ，夕食で調整する。

①朝食用の菓子パンは，食パン 6 枚切り 1 枚とジャムまたはスライスチーズ，野菜を入れたスープ，バナナに換える（400 kcal 程度，他のメニューも提案）。

②間食については，おやつという考え方をやめて，不足しがちな栄養素の補充という考え方に切り替える。夕食が遅くなることから，空腹感を満たすためにヨーグルトを提案する。他の菓子類などは，1 回の量が小袋になっているものを用意する（100 kcal 程度）。

③夕食が弁当の場合は，800 kcal 程度のものとし，徐々にカロリーを下げるようにする。弁当屋でご飯を少なく盛ってもらうなどの調整を行う。いろいろなおかずが入っているものを選択する。弁当は週に 1 回程度とする。

④生活リズムを整える。少しでも早く就寝させる。

⑤体を動かすことを検討する。学校では始業前 20 分程度，校庭でボール遊びをする。徒歩圏内にスポーツクラブ，スイミングスクール，テニス教室などがある地域なので，情報を提供する。

2.2. 観察

■ 受診 2 週間後

体重が 0.2 kg 減少する。入学から年に 6 kg の体重増が止まる。

■ 受診 1 ヵ月後

体重は漸次減少している。適正な食事量に慣れてきて，食品の種類も増え，色々なものを食べるようになってきている。母が毎日，朝食と夕食に野菜スープを用意している。

■ 受診 3 ヵ月後

身長が 1.5 cm 伸び，体重が 1.2 kg 減少する。「牛乳パワーを知ろう」「いろいろな食べ物から元気をもらおう」と特別活動の授業で媒体づくりを通して習い，丈夫な歯や骨を作れるように毎日牛乳を飲みたいと思ったという。ここで，いろいろなものを食べることの大切さを理解してくる。

■ 受診 6 ヵ月後

身長が 2 cm 伸び，体重が 1.5 kg 減少する。

気がついてみれば，本人が体重管理表もつけ，早く就寝するように家族との調整も行うなど，慣れてきている。

■ 受診 12 ヵ月後

身長が 6.8 cm 伸び，体重が 2.1 kg 減少する。

体を動かすことが嫌でなくなり，近所の公園で遊ぶ姿が多くみられ，友達の勧めでスイミングスクールにも通っている。

3. 総合評価と今後の指導

成長期なので身長の伸びもあり，体重が 4.8 kg 減少したことから，肥満度は徐々に改善傾向に向かっている。

子どもの成長に合わせて定期的に面談をし，評価をし直していくことが大事である。

個人の要因によるというより，家庭環境や心理的な要因によるところが大きい。家族一緒に食事療法を行い，家族も含めた心理的な要因に対するカウンセリングがうまくいったケースの 1 つであるといえる。継続中ではあるが，今後も家族全員で改善に取り組めるように，常時指導する。

（紅谷 加津江，中山 靖子）

症例 15　妊娠高血圧

患者データ

性　別：女性
年　齢：30 歳代
病　名：肥満症
既往歴：前回妊娠時に，妊娠 35 週で血圧高値の指摘あり
服　薬：なし
喫煙歴：なし
飲酒歴：なし
生活歴：会社員
家族構成：夫，長女（5 歳）
身体所見：
身長（cm）：160.0
体重（kg）（妊娠 27 週）：91.4
（非妊娠時）：88.0
標準体重（kg）：56.3
BMI（kg/m^2）（非妊娠時）：34.4
臨床検査：
Hb（g/dL）：11.0
Ht（%）：33.5
UA（mg/dL）：4.5
AST（U/L）：11
ALT（U/L）：7
尿タンパク定性：±
尿糖定性：–

1．患者の状態と把握

他院にて妊婦健診を受診していたが，胎児に心臓奇形の疑いがあり，妊娠 22 週で精査加療目的に当院産科を紹介受診した。肥満があり，体重コントロール目的に妊娠 27 週で栄養指導を実施した。

1.1.（S）

- つわりはおさまった。
- 体重の増加量は問題ないといわれた。
- 野菜の摂取が少ないと思う。野菜は茹でたり炒めたりして食べることが多い。
- 朝食はおにぎり 1 個。時間に余裕がある時は，卵焼きとウィンナー 2 本，トマトジュース。
- 昼食は会社の社員食堂で定食か麺類を食べる。ご飯は自分で盛るが，多めかもしれない（200 g 程度）。
- 夕食はご飯（150 g 程度）と主菜 1 品（肉と魚半々），副菜 1 品。副菜は，野菜を用意できない時は豆腐，納豆，もずくなどを食べている。
- 牛乳は 1 日 1 回，コップ 1 杯。
- 間食は週に 2 回程度，チョコレートのアイスクリームが多い。

1.2.（O）

受講者：本人（食事担当者）
栄養摂取状況（聞き取り）：
食事回数：1 日 3 回（6 時，12 時，18 時），
間食：あり（週 2 回程度）
1 日の推定摂取栄養量：1,500 ～ 1,800 kcal，食塩 8 g 以上
栄養評価指標：
体重：妊娠 27 週：91.4 kg
非妊娠時：88.0 kg
BMI：34.4〔肥満（2 度）〕
尿タンパク定性：±
尿糖定性：–
尿ケトン体：±

1.3.（A）

♯ 1：NC-3.3　過体重・肥満
♯ 2：NI-4.1　生物活性物質摂取量不足

表4-15-1　血圧の推移（mmHg）

時　期	1回のみ測定	測定1回目	測定2回目	測定3回目
妊娠27週1日	—	145/74	127/62	116/62
妊娠29週0日	—	132/65	129/69	126/70
妊娠32週0日	—	138/77	133/74	141/74
妊娠34週0日	—	120/67	142/77	123/78
妊娠36週0日	—	145/75	132/68	139/74
妊娠37週2日	—	137/81	140/79	138/80
妊娠38週2日	140/80	—	—	—
妊娠38週5日	140/80	—	—	—
妊娠40週3日	150/90	—	—	—
産後2日	144/79	—	—	—
産後4日	139/86	—	—	—
産後5日	151/87	—	—	—
産後17日	—	146/82	146/87	142/91
産後1ヵ月健診	—	144/79	141/83	144/84

■ 栄養診断の根拠（PES）

＃1：非妊娠時からBMI 34.4の肥満があることから，脂質と間食の摂取過剰が原因となった過体重・肥満と栄養診断する。

＃2：朝食が主食のみで，昼食も社食のごはん大盛や麺類が多いことから，野菜・果物の摂取量不足が原因となった，生物活性物質摂取量不足と栄養診断する。

1.4.（P）

Mx）体重管理：体重を測定し，医師の指示から逸脱しないよう管理する。

Rx）①エネルギー1,800 kcal（32 kcal/kg標準体重/日，肥満があるため妊婦付加量なし）

②タンパク質75 g（日本人の食事摂取基準50 g＋妊娠後期に向けて付加量25 g）

③食塩7～8 g未満

④1日3食，バランスのよい食事内容の実践

⑤体重増加を確認し，間食の節制を考慮する

⑥塩分の適量摂取

Ex）医師と連携し，必要時に再介入を行う。栄養指導については理解良好であり，疑問点が生じたら再受講するとのことで，継続指導には至らなかった。

2. 栄養管理の実施と観察

継続栄養指導には至らず，妊婦健診で体重増加は適切との判断があったことから，観察のみ行った（**表4-15-1**）。

妊娠27週1日：栄養指導実施。

妊娠29週0日：体重増加700 g。

妊娠32週0日：インフルエンザに罹患し，定期健診が1週間延期となる。受診時は血圧が高く，自宅血圧測定開始となる。

妊娠34週0日：体重増加900 g，下腿浮腫±。血圧が140 mmHgを上回った際は連絡するように指示された。

妊娠36週0日：体重増加1,900 g，下腿浮腫±。血圧が常時140 mmHgを上回る，または頭痛が出現した時は連絡するように指示を出す。血圧によっては管理入院する可能性をIC（インフォームドコンセント）された。

妊娠 37 週２日：体重増加 500 g，下腿浮腫 ±。頭痛，眼症状（目のチカチカ）なし。

妊娠 38 週２日：体重増加 3,200 g, 下腿浮腫 +。血圧高値継続のため，母体妊娠高血圧症候群憎悪の診断で，管理目的で入院となる。

妊娠 38 週５日：450 mg/日のタンパク尿（300 mg/日以上で妊娠高血圧腎症）が出現し，妊娠高血圧腎症合併の診断となる。入院後，症状の悪化なく経過。

妊娠 39 週５日：出産兆候がみられないため，点滴による分娩誘発を開始した。

妊娠 40 週３日：出産。

産後２日：血圧高値。

産後４日：血圧高値継続。

産後５日：退院。

入院中の食事内容については，産前は基本食（1,800 kcal），産後はじょく婦食（2,000 kcal），食塩量は 7.5 g 前後の食種であり，栄養指導時の指示栄養量に沿った内容で提供した。

産後 17 日：血圧高値継続，尿タンパク陰性。産後高血圧症の診断となる。

産後１ヵ月健診:高血圧に対し，薬物療法開始。

3. 総合評価と今後の指導

本症例は，肥満症に対しての栄養指導依頼であったが，妊娠前の BMI が高くなるに伴い妊娠高血圧症候群の発症頻度が有意に高いこと，前回妊娠時にも血圧高値を指摘されていたことから，妊娠高血圧症候群を発症するリスクが高いと考え，エネルギー制限と適正な食塩量の摂取に重点を置いて栄養指導を実施した。継続指導には至らなかったが，患者本人の意識は高く，エネルギーの極端な過剰摂取や浮腫の増悪もみられなかったため（むくみによる体重増加はあり），食塩の適量摂取は遵守できていたと思われる。

分娩後，高血圧が消失し尿タンパク陰性となったが，その後の高血圧や腎機能障害についても経過を確認し，必要時に栄養指導などを実施していく必要がある。

（茂木 さつき）

● 症例 16　脂質異常症

患者データ

性　別：女性
年　齢：20 歳代
既往歴：なし
家族歴：父：若年時から高コレステロール血症に対して内服加療中，兄：未検査のため不明，血管性病変や突然死の家族歴なし
生活歴：喫煙なし，飲酒は機会飲酒
身体所見
身長（cm）：157.7
体重（kg）：50.8
BMI（kg/m^2）：20.6
体脂肪率（%）：23
血圧（mmHg）：103/75
臨床検査
Alb（g/dL）：5.2
Cr（mg/dL）：0.64
UA（mg/dL）：3.5
FBG（mg/dL）：83
TG（mg/dL）：85
TC（mg/dL）：261
HDL-C（mg/dL）：69
LDL-C（mg/dL）：165
AST（U/L）：23
ALT（U/L）：21
γGT（IU/L）：14
HbA1c（%）：5.5
尿タンパク定性：−
尿糖定性：−

1．患者の状態と把握

管理栄養士として患者の身体計測値，血液検査データと合わせて食事内容を分析し，改善できるように栄養相談を実施した。

患者は 20 歳代女性。肥満歴はなく標準体重を維持している。

2020 年に職場検診で LDL-C 219 mg/dL と高値の指摘を受け，近医で栄養指導など生活習慣の見直しを行い，終診となっていた。

転職時に職場の健康診断で再度 LDL-C 高値（177 mg/dL）が認められ，当院を紹介受診することになった。

診断と治療方針：家族性高コレステロール血症に関しては，明らかな身体所見や突然死・血管性病変の家族歴もなく，アキレス腱肥厚も認めず，否定的との医師の診断。まずは栄養指導介入で様子をみるとの方針がくだされた。

1.1.（S）

既往歴：なし。

家族歴：父：若年時から高コレステロール血症に対して内服加療中。兄：未検査のため不明。血管性病変や突然死の家族歴なし。

生活歴：喫煙なし，飲酒は機会飲酒。

本人の訴え：「父が私の年齢くらいから内服治療していたので，結構心配です」との話があった。

1.2.（O）

身体所見，臨床検査などのデータを参照（**表 4-16-1**）。

食事は 3 食規則正しく摂取している。油脂類を極力控える食事内容で，魚は白身魚，調理の油は使用しないなど徹底していた。しかし，鶏肉については皮つきのまま調理し，乳製品の脂肪については意識していなかった。卵は毎日必ず 1 個は摂取していた。野菜は毎食とるようにしていたが，レタス，胡瓜，トマトのサラダが中心で，緑黄食野菜が不足していた。主食は白米がほとんどで，間食をとる時は和菓子にしていた。

表 4-16-1　栄養アセスメント結果

		初回	2ヵ月後
身体所見	身長（cm）	157.7	157.7
	体重（kg）	50.8	50.3
	BMI（kg/m^2）	20.6	20.5
	体脂肪率（%）	23	22
	血圧（mmHg）	103/75	108/70
臨床検査	Alb（g/dL）	5.2	4.9
	Cr（mg/dL）	0.64	0.53
	UA（mg/dL）	3.5	4.1
	FBG（mg/dL）	83	78
	TG（mg/dL）	85	44
	TC（mg/dL）	261	193
	HDL-C（mg/dL）	69	63
	LDL-C（mg/dL）	**165***	105
	AST（U/L）	23	16
	ALT（U/L）	21	22
	γGT（U/L）	14	14
	HbA1c（%）	5.5	5.4
	尿タンパク定性	—	—
	尿糖定性	—	—

＊太字は異常値。

表 4-16-2　n-3 系脂肪酸の食事摂取基準

性別	男性	女性
年齢（歳）	目安量（g/日）	目安量（g/日）
18～29	2.2	1.7
30～49	2.2	1.7
50～64	2.3	1.9
65～74	2.3	2.0
75 以上	2.3	2.0

（文献 1 より抜粋）

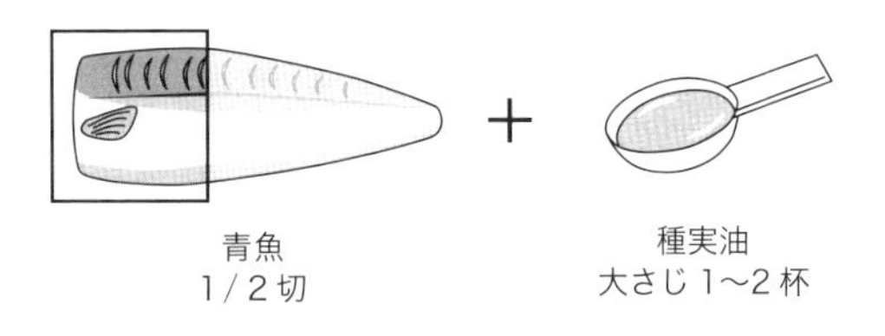

図 4-16-1　脂質のとり方

1.3.（A）

＃１：NB-1.1　食物・栄養関連の知識不足

■ 栄養診断の根拠（PES）

＃１：LDL-C 高値であるが，青魚や植物油の摂取が少なく，一方鶏皮や乳脂肪を気にしていないことや緑黄色野菜などの摂取不足が原因であり，食物・栄養関連の知識不足と栄養診断する。

1.4.（P）

Mx）コレステロール摂取量，食塩摂取量，総コレステロール（TC），LDL-C，HDL-C

RX）医師からの食事指示量：エネルギー 1,600 kcal，S（SFA：飽和脂肪酸）M（MUFA：一価不飽和脂肪酸）P（PUFA：多価不飽和脂肪酸）比 3：4：3，TC 200 mg 以下，塩分 6 g。

エネルギー摂取量の設定：目標体重 × 身体活動量より算出。BMI 20.6 と肥満がなく，18 歳から現在まで体重の変動が少ないため，現体重を目標体重とし，活動係数は普通の労作 30 ～ 35 kcal/kg を用いた。活動係数 30 kcal を用いると 50.8 × 30 = 1,524 kcal，活動係数 35 kcal を用いると 50.8 × 35 = 1,778 kcal となる。エネルギー摂取量は 1,524 ～ 1,778 kcal となるが，現状の食事摂取量がおおよそ 1,600 kcal であるため，1,600 kcal に設定した。

Ex）①炭水化物：炭水化物のエネルギー比は 50 ～ 60%。主に主食として摂取し，果糖，グルコース，ショ糖の過剰摂取に注意する。

②タンパク質：タンパク質のエネルギー比は 15 ～ 20%。脂身の多い食肉とその加

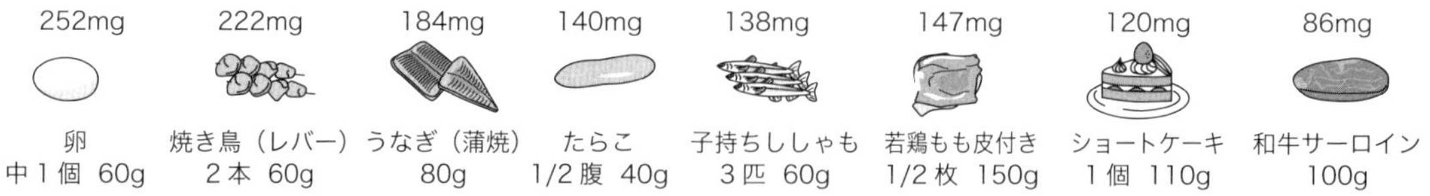

252mg 卵 中 1 個 60g
222mg 焼き鳥（レバー）2 本 60g
184mg うなぎ（蒲焼）80g
140mg たらこ 1/2 腹 40g
138mg 子持ちししゃも 3 匹 60g
147mg 若鶏もも皮付き 1/2 枚 150g
120mg ショートケーキ 1 個 110g
86mg 和牛サーロイン 100g

図 4-16-2　コレステロールを多く含む食品
コレステロールの摂取量は 1 日 200 mg 以下を目標とする。卵黄, レバー, 魚卵, 内臓ごと食べる魚介類, 脂肪の多い肉類, 洋菓子には注意が必要である。

表 4-16-3　抗酸化物質の多い食品

種類	抗酸化作用のあるビタミンと物質	食品の例
カラフルな野菜や果物	ビタミン C, ビタミン E, βカロチン	ほうれん草, 小松菜, ブロッコリー, パセリ, トマト, 赤ピーマン, すいか, ぶどう, なす, ブルーベリー, にんじん, かぼちゃ,
その他の野菜	ケルセチン, アリシン	たまねぎ, にんにく
海　藻	クロロフィル, フコキサンチン	わかめ, こんぶ
ビタミン E が豊富な魚や赤い魚	アスタキサンチン	鮭, 金目鯛
大豆製品	イソフラボン	納豆, 豆腐
ナッツ類	ビタミン E	アーモンド, くるみ
茶	カテキン	緑茶
香辛料	カプサイシン, クルクミン, オイゲノール	唐辛子, しょうが, ターメリック, ローズマリー, セージ

工品，皮つきの鶏肉に注意する。乳製品については低脂肪を選ぶなどの工夫を促す。魚の摂取を推奨する。ただし，魚卵や子持ち魚，小魚はコレステロールが多いので注意が必要となることを説明する。

③脂質と脂肪酸組成：脂質のエネルギー比率は 20 ～ 25%。SMP 比は 3:4:3 とする。**表 4-16-2** のように n-3 系脂肪酸を『日本人の食事摂取基準』[1] に準じて摂取することが望ましい。**図 4-16-1** は上手な脂肪のとり方を示しており，n-3 系脂肪酸を多く含む青魚やアマニ油などの種実油の利用を勧める。

④コレステロール：コレステロールは 200 mg/日とし，コレステロール含有量が多い食品の摂取を控える。**図 4-16-2** のように具体的にコレステロール含有量の多い食品を示し，指導を行う。

⑤食物繊維：栄養成分の消化吸収を低下させ，胆汁酸の排泄を促進して，LDL-C を低下させる作用があるため，根菜や海藻，キノコ，豆類などを利用し，摂取量を増やす工夫についてアドバイスする。1 日 20 g 以上摂取できるように指導する。

⑥ビタミン，抗酸化物質：**表 4-16-3** に示すように，脂質異常症の改善のために，ビタミンや抗酸化物質の多い食品の積極的な摂取を勧める。

⑦食塩：1 日の食塩摂取量は 6 g 未満とする。血圧が正常であるため，塩蔵品や漬物，汁物などのとり方が多くないか，調味料の使用量などについての聞き取り調査を実施し，問題点があれば指導を行う。

2. 栄養管理の実施と観察

2.1. 初回栄養指導

■ 現状の食事内容

- 前医で魚卵や古い油の使用に注意するよう栄養指導を受け，それからは魚卵を食べないようしている。
- 油は極力使用しないように努めている様子である。ドレッシング類はノンオイルを使用している。テフロンのフライパンを利用し炒め油は使用せず，焼く料理を中心に和風の食事を心がけている。
- 牛乳とヨーグルトはカルシウムをとるために毎日食べるようにしている。
- 肉は低脂肪を意識して鶏肉中心にしているが，皮つきのまま焼いて食べている。
- 魚は脂肪の少ないタラなどを中心に献立に組み入れている。
- ご飯は白米を茶碗に普通に一膳，野菜はサラダ中心にしている。
- 菓子類は食べないようにしているが，どうしても食べたい時は和菓子を選んでいる。

■ 食生活の問題点と改善策

①油の使用量が少ない：油を極力控え料理に使用しないようにしているが，n-3 系脂肪酸の摂取を促すため，アマニ油，エゴマ油，シソ油などを料理に利用することを勧めた。また，1 日 1 食は青魚を献立に組み入れるよう指導した。毎日青魚料理を組むことが難しければ，青魚の缶詰やトクホの魚肉ソーセージなどでもよいことを伝えた。

②コレステロール含有量の多い食品に注意する：鶏肉を低脂肪のタンパク質食品として使用しているが，皮の部分は脂肪が多くコレステロール含有量も多いことを伝えた。また，卵も毎日摂取しいるが，コレステロール含有量が多い食品であることを説明し，量や回数に注意するよう指導した。この他，牛乳やヨーグルトにも乳脂肪が多く含まれることを説明し，低脂肪製品へ替えることをアドバイスした。

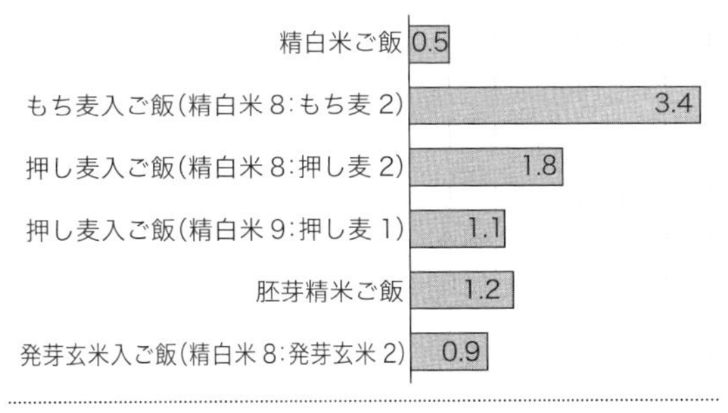

図 4-16-3　ご飯，茶碗 1 杯（150 g）の食物繊維量の比較（g）

③食物繊維を増やす工夫：主食のご飯は白米を食べているため，**図 4-16-3** のように雑穀米を加えて，主食から摂取できる食物繊維の量を増やすとよいことを説明した。レタス，胡瓜，トマトのサラダは食物繊維量が少ないため，海藻や豆の水煮，パプリカやブロッコリーなどの緑黄色野菜を加えたり，サラダの他に青菜のおひたしや根菜の煮物などをプラスしたりすることを提案した。

■ 次回までの課題

①1 日 1 食は青魚または青魚の缶詰などを組み入れる。
②料理にアマニ油，エゴマ油，シソ油を加熱せずに使う。
③鶏肉は皮を剥ぐ。
④卵は 1 日 1/2 個または 2 日に 1 個までとする。
⑤乳製品は低脂肪のものを使用する。
⑥主食に雑穀を加える。
⑦緑黄色野菜や根菜を増やす。

2.2. 2ヵ月後の栄養指導

患者は携帯電話のカメラで食事を撮影しており，一緒に内容を確認しながら食生活の聞き取りを行った。

写真のデータは，

①玄米ご飯，鯖の塩焼き，お浸し，豆腐，サラダ

＋アマニ油入りドレッシング

②玄米ご飯，鶏胸肉（皮なし）のソテー（オリーブオイル使用），ピーマンと人参ソテー，わかめときのこのスープ，無脂肪ヨーグルト

初回の栄養指導を守り，ご飯を玄米にして，食物繊維を増やすなど工夫をし，野菜料理のレパートリーも増えている。

青魚を１日に１回は取り入れるようになり，毎日アマニ油を使用している。

乳製品は低脂肪または無脂肪を選び，卵の使用頻度も減った。

昼食は外食ではなく，弁当を持参していることも評価できる。

おやつを食べたい時はナッツや和菓子で対応しているとのコメントもあった。

3. 総合評価と今後の指導

たった２ヵ月ではあるが，食事療法を実践することで LDL-C は 165 mg/dL から 105 mg/dL へと劇的に改善した。本人からも「食事療法だけでこんなに LDL-C 値が改善すると思いませんでした。頑張ったかいがあります」との喜びの声があった。真面目で前向きな性格も功を奏したと考える。

当院は大学病院であるため，患者は紹介元の病院へ戻ることになり，継続フォローはできなかった。現在の職場がホテルであるとの話で，生活時間帯が不規則となる可能性があり，その中で現状の食生活が継続できるかが今後の鍵となる。

引用文献

1）厚生労働省：日本人の食事摂取基準（2025 年版）. https://www.mhlw.go.jp/stf/newpage_44138.html（2024 年 12 月 11 日確認）

（高橋 徳江）

● 症例 17　高尿酸血症

患者データ

性　別：女性
年　齢：59 歳
病　名：高尿酸血症
既往歴：脂質異常症
家族歴：兄：痛風，尿路結石
服薬状況：なし
生活背景：惣菜などの中食利用が多い，買物はネットスーパーを利用
家族構成：夫と２人暮らし
経済状況：自営業（在宅で事務）
生活自立度：問題なし
調理担当：本人
利用中の社会資源：なし
本人・家族の希望：ダイエットはしたい，腎臓を悪くしたくはない
身体所見：
身長（cm）：159.0
体重（kg）：67.0
標準体重（kg）：55.6
BMI（kg/m^2）：26.5
血圧（mmHg）：137/86
臨床検査：
TP（g/dL）：6.5
Alb（g/dL）：3.5
UA（mg/dL）：9.5
Cr（mg/dL）：1.15
eGFR（mL/分/1.73 m^2）：39.2
FBG（mg/dL）：98
TG（mg/dL）：162
HDL-C（mg/dL）：71
LDL-C（mg/dL）：142
HbA1c（%）：5.8
尿タンパク定性：–
尿糖定性：–
尿 pH：5.5
１日随時食塩摂取量（g）：7.4

1. 患者の状態と把握

1.1.（S）

- 健康診断で，尿酸と腎臓（Cr）の数値が高いので，診察を受けることを勧められて，腎臓内科を受診した。
- ダイエットで体重を減らすようといわれ，腎機能が悪いということではないだろうといわれた。
- 夫は家にいないことが多いので，宅配の糖質制限食を始めた（2 食）。
- 食べ過ぎていたので，量を減らすことに慣れるようにしている。
- 夜遅くに菓子を食べていたが，今はやめた。

1.2.（O）

身体所見：身長 159 cm，体重 67.0 kg，BMI 26.5 kg/m^2

既往歴：脂質異常症

指導対象者：本人

臨床検査：患者データ参照

服薬：特記すべき事項なし

栄養摂取状況（栄養指導開始時）：朝食（8 時 30 分）：全粒粉のパン，スプラウト，スライスチーズ，アボカド，オリーブ油，マヨネーズ，コーヒー＋牛乳。昼食（13 時）：宅配弁当（200 ～ 300 kcal，タンパク質 20 g 程度）＋ 玉ねぎ酢サラダ＋マヨネーズ。夕食（20 時）：宅配弁当，または，雑穀ご飯 80 g，大豆製品，野菜。間食：ベビーチーズ 1 ～ 2 個。飲料：中国茶，トマトジュース，野菜ジュース（糖質オフ）。

1.3.（A）

＃１：NC-2.2　栄養関連の検査値異常

■ 栄養診断の根拠（PES）

＃１：BMI 26.5 kg/m^2 で，血液検査値も UA，Cr，LDL-C が高値であることから，食物栄養関連の知識不足が原因となった，栄養関連の検査値異常と栄養診断する。

- 健診では尿酸値，腎機能の低下を指摘され，腎臓内科を受診して栄養指導依頼となった。IBWより，エネルギー量1,600 kcal（28 kcal/kg/日），タンパク質50 g（0.9 g/kg/日）で目標体重を設定していく。
- 夫はいるが，現在自宅にはいないため，ほぼ独居に近い。
- 食事は３食食べられていた。
- 健康診断後，ダイエットのために糖質制限の宅配食を利用しはじめ，体重は２kg減少した。
- 腎機能に応じた食事内容の説明を行い，食事の適正量をフードモデルで示し説明とした。
- その中で，コレステロールや尿酸値への注意点を，資料を用いて説明した。宅配食ではカロリー不足，タンパク質過剰になりかねないので，利用の際は指示量を意識して食品選択を行うよう伝えた。

1.4.（P）

Mx）腎機能，尿酸値，体重，摂取エネルギー量，タンパク質量

Rx）エネルギー量1,600 kcal，タンパク質50 gの食事療法

Ex）タンパク質の把握：ご飯180 g × ３食または食パン６枚切り１枚＋ご飯150 g × ２食，『腎臓病食品交換表』[1]の表４ 10単位（例として卵１個，牛乳90 g，納豆１パック，肉/魚75 g），エネルギー量の確保

2. 栄養管理の実施と観察

栄養指導は初回のみで終了となり，その後はクリニックに戻った。

初回介入から２年後の健診で，Cr 1.16 mg/dL，UA 7.8 mg/dLの再指摘を受け，当院紹介となり，栄養指導を行った。初回介入から１年かけて７kg減量し，体重は60 kgとなっていたが，昨年からリバウンドし，３kg増加して体重63 kgとなっていた。UAは２年前に比べ改善されていた。患者からは，運動をさぼり気味になり，朝食が欠食しがちだったとの振り返りがあった。和食よりも洋食を好み，夕食後にテレビをみながらナッツ，柿の種，チョコレートなどの間食が増えてしまっていた。健康番組の影響を受けやすく，体によいといわれた食品はすぐに取り入れてしまっていた。再指導から１ヵ月後，体重は２kg減量して61 kgとなった。食事は３食摂取するようになったが，１日の摂取量は1,000 kcal，タンパク質40 gであった。

3. 総合評価と今後の指導

高尿酸血症は，肥満，高血圧，脂質異常症など生活習慣病を高率にかつ複合的に合併する。

本症例の患者は，高尿酸血症のリスクとなる飲酒やプリン体の過剰摂取は見受けられなかったが，夕食後の間食や，糖質と脂質の摂取量が比較的多く，肥満，脂質異常症には該当した。今回の治療方針では，食事療法と運動療法のみで，内服はなかった。

減量はできたが，主食の減らしすぎやタンパク質を多く摂取する傾向があった。間食を減らすためにも，主食は適正量を摂取することの必要性を指導した。また，継続できる食生活になるよう，間食の頻度と食べるタイミングは，運動前に摂取することを指導した。

自宅で測定した血圧が140/90 mmHgと高めになってきていた。今後は，UAの高低を気にするだけでなく，腎機能低下が進行しないように，血圧管理も必要であることを伝え，減塩の指導を追加し，栄養指導を終了とした。

引用文献

1）黒川　清 監，中尾俊之，小沢　尚，酒井　謙 他 編：腎臓病食品交換表，第９版，医歯薬出版，東京，2016.

（井原 佐知子）

● 症例 18　くも膜下出血

患者データ

性　別：男性
年　齢：73 歳
病　名：くも膜下出血
既往症：なし
生活歴：妻と２人暮らし
身体所見：
身長（cm）：151.4
体重（kg）：47.5
BMI（kg/m^2）：20.7
基礎代謝量（kcal/日）：1,021
臨床検査（発病前）：
TP（g/dL）：6.9
Alb（g/dL）：4.4
UA（mg/dL）：5.8
FBG（mg/dL）：93
TG（mg/dL）：118
HDL-C（mg/dL）：90
LDL-C（mg/dL）：56
AST（U/L）：18
ALT（U/L）：16
γGT（U/L）：18
HbA1c（%）：5.8

1．利用者の状態と把握

著者は在宅で活動する管理栄養士である。

利用者は 73 歳，男性。くも膜下出血を発症し，急性期病院で呼吸停止の状況から救命された。コイル塞栓術などで治療後，リハビリテーション専門病院へ転院し，４ヵ月で退院後，在宅療養を開始した。

利用者は自宅でくも膜下出血で倒れ，呼吸停止の状況で救急搬送された。２日後，搬送先の大学病院で，カテーテルを使用した脳動脈瘤コイル塞栓術施術後に意識回復し，約２週間，脳圧のコントロールなどの治療により病状が安定するまで，集中治療室で過ごした。

一般病棟へ移ると同時にリハビリテーションを開始し，鼻腔栄養を併用しながら経口栄養へ切り替えた。この時点では四肢の麻痺はなく，食事は介助なく自力で摂取可能となるが，右半身にコントロールできない振戦（震え）が現れるため，介助なしでの歩行および車椅子，ベットなどへの移乗も困難な状態となる。

発病から 25 日で，救急病院からリハビリテーション専門病院へ転院した。転院時は，軟飯，茶，汁物などにとろみを付けた内容を自力で摂取できる状態で，転院後２日で嚥下の状態を確認し，常食へ変更した。

リハビリテーション専門病院転院後４ヵ月で，自宅での生活が可能となり，発病から５ヵ月で退院した。先の大学病院の脳外科，循環器科（徐脈症状経過観察のため）に通院治療をしながら，在宅療養生活を始めた。

1.1.（S）

利用者は，住み慣れた自宅でリハビリをしながらの穏やかな生活を望み，退院した。家族も，利用者の残された機能の回復・保全ができるよう，リハビリを行いながらの自宅での生活を希望し，在宅療養生活を始めた。

1.2.（O）

退院時の身体状況：身長 151.4 cm，体重 47.5 kg, BMI 20.7 kg/m^2, 基礎代謝量 1,021 kcal/日。

くも膜下出血発症前の体重 61,5 kg，BMI 27 kg/m^2 であった。術後は鼻腔栄養と経口栄養を併用して 600～1,000 kcal 程度の摂取量であった。

生活自立度：食事，排泄は自立。右半身に強い振戦があり，単独での外出は不可。在宅療養

表 4-18-1　体重，BMI の推移

測定時期（退院からの月数）	退院時	1カ月	2カ月	3カ月	4カ月	5カ月	6カ月	7カ月	8カ月	9カ月	10カ月	11カ月	12カ月
体重（kg）	47.5	47.5	47.5	47.5	47.8	46.0	46.0	47.7	46.8	46.8	47.0	47.8	48.2
BMI（kg/m^2）	20.7	20.7	20.7	20.7	20.9	20.1	20.1	20.8	20.4	20.4	20.5	20.9	21.0

生活に入る前に介護認定を受け，介護度 1。

介護サービスは，地域の担当介護支援専門員（ケアマネージャー）と相談し，訪問看護師の定期的な訪問と，訪問看護ステーションから理学療法士（PT）による訪問リハビリテーション 1 時間 × 週 2 回を受けることにした。

療養生活の開始時，リハビリテーション病院退院時と同じく食卓を使い，1 日 3 食，食形態は常食を，慣れた食器・食具で，自身のペースで食事できるようにした。口腔の状態は，上下の部分入れ歯があり，歯磨き，入れ歯の洗浄も利用者が行うことができた。

1.3. (A)

＃ 1：NC-3.2　意図しない体重減少

■ 栄養診断の根拠（PES）

＃ 1：くも膜下出血発症前後で体重が 14 kg減少，半年近くで 23％の減少であることから，くも膜下出血術後の咀嚼力低下が原因となった，意図しない体重減少と栄養診断する。

- くも膜下出血発病により，全身の身体状況の低下がある。意思疎通は問題なくでき，脱水症状はみられない。
- 発病前の健康状態のデータを参考に，在宅療養生活を続けるための問題点を探る。食事中の利用者を観察することで，食形態・食器・食具などの問題点を整理する。
- 右半身の振戦のため，利き手の動きに制限がみられる。座位は保てているが，強い振戦が現れると体幹も不安定になる。
- 嚥下する時に顎を上向きにするなど，嚥下力の低下がみられる。
- 口腔の状態について引き続き観察する。

1.4. (P)

利用者が希望する在宅療養生活を続けることができるように，低栄養，脱水，誤嚥のリスクを考慮した内容の食事を提供する。

利用者はほぼ毎年特定健診を受けており，前年の結果では，生活習慣病にかかわる血液検査は，コレステロール，HbA1c がやや高い傾向にあるが，他の数値はほぼ基準内であった。利用者は健康への意識が高く，発病当日まで毎日，体重，血圧，脈拍の記録を習慣にしていた。今回はこの記録を活かして，利用者と介護者に負担を掛けずに在宅で測りやすい体重から得られる BMI を使い，栄養状態を把握することとした（**表 4-18-1**）。

Mx）食事摂取量，体重，BMI

Rx）エネルギー必要量，タンパク質必要量の算定：

現体重に対する基礎代謝量：21.5 kcal（基礎代謝値）× 47.5 kg（体重）＝ 1,021 kcal

現体重を維持するために必要なエネルギー量：1,021 kcal × 1.1（生活活動強度指数）＝ 1,123 kcal。1,123 kcal × 1.1（ストレス係数）＝ 1,235 kcal

現体重に対するタンパク質必要量：1.1 g × 47.5 kg ＝ 52 g

目標栄養量：エネルギー：1,300 kcal/日，タンパク質：52 g/日とする。

現体重に対する必要水分量：25 mL/日（65歳以上の必要量）× 47.5 kg = 1,187.5 mL/日≒ 1,200 mL（目安量）

短期目標：在宅療養生活に慣れる１ヵ月は，利用者の意向を確認しながら，特に急変の要因になる脱水，誤嚥のリスクを考慮した内容の食事とする。

長期目標：さらに１年は継続して，中期目標と同じ基準でリスク軽減の対応をする。

リハビリテーション専門病院退院時の測定体重47.5 kg（BMI 20.7）を，基準の体重とした。体重測定は，転倒に注意してできるだけ同じ条件で行い，月１回は，毎日の測定とは別に精度を確認する目的で，訪問介護サービスの訪問リハビリテーション時に，PTとともに測定することとした。

月ごとの体重の推移は，利用者，介護者，訪問介護にかかわっている介護支援専門員，看護師，PT，訪問歯科医師と，低栄養などの健康状態を把握する目安として共有し，月ごとに介護支援専門員とともに，使用している介護サービスの内容を見直した。この情報は，脳外科と循環器内科の医師へ受診時に伝えるなど，医療機関とも共有する。

Ex）咀嚼しやすい食材や調理法と，少量高栄養の食品の使用方法の栄養教育をする。

2. 栄養管理の実施と観察

■ 退院直後～６日目

在宅療養生活に徐々に慣れてきたが，訪問リハビリテーションと食事の時間以外はベッドで横になることが多くみられた。脱水の症状はない。

食事は朝，昼，夕の３回，主食は全粥，副菜は一口大にカットした軟菜を用意した。毎食，利用者の希望で，牛乳を人肌に温めたものをマグカップで用意し，白粥は120～140 gと決めて，副菜は少なめに盛り付けるようにした。

右半身の振戦により体幹が不安定になることがたびたびみられ，食器を持ったり手を添えたりすることが難しくなった。そのため，重みがあり安定感のある縁に立ち上がりのある食器を使用し，利用者が食事中に食器の位置や方向を変えるなどの調整が難しくなるため，滑り止めマットは使用しないようにした。

■ 退院７日目～１ヵ月目

退院７日目を過ぎた頃から，起床している時間も増え，食欲が出てきた。そのため，主食：軟飯100～110 g，副菜：６日目までと同じく一口大にカットした軟菜の食事の他に，水分補給用の飲み物と一緒に，補食（一口大の果物，パンなど）２～３種類を小さい蓋付の器に用意し，本人の楽しみと水分・栄養補給の機会を増やした。

訪問リハビリテーションでは，体幹を安定させて姿勢を保ち，嚥下しやすいよう，首，肩まわりの緊張をとるリハビリも取り入れるようにした。

口腔の状態は，この時点から，利用者が入れ歯の着脱をし，洗面所で食後のすすぎうがいを行い，介護者が入れ歯の洗浄を行うようにした。

■ 退院２ヵ月目～３ヵ月目

主食：軟飯120 g，副菜：６日目までと同じく一口大にカットした軟菜の食事。その他に，本人の好物も献立に取り入れ，食事の量についても，一定量の完食を無理強いしないようにし，食事が苦痛にならないように配慮した。水分補給には，むせにくい飲み物として牛乳を好んで飲むようになった。食事がとれない時には，好みの味の市販パウチゼリー（カロリーメイト，メイバランス）をとってもらうようにした。

口腔の状態は，退院７日目～１ヵ月目と同じ配慮を続けた。

■ 退院４ヵ月目〜12ヵ月目

５ヵ月を過ぎた頃から，入れ歯を支えていた歯が痛むために，食事量が減り始めたことから，介護支援専門員と相談して，訪問歯科を受診した。その後も定期的に治療を受け，新しい入れ歯を作製，調整したところ，生活の質（QOL）が改善し，食欲も安定してきた。食事内容は，利用者の希望で，軟飯から普通の米飯 140 g に変更した。副菜は，入れ歯でも噛める硬さの料理を一口大にカットした内容を，1 年間続けている。

3. 総合評価と今後の指導

利用者本人の希望の通り，発病から 1 年間，大きく体調を崩すことなく，自宅で在宅療養生活を続けることができている。

この期間は，基準にした体重 47.5 kg（BMI 20.7）から変動がみられても，３ヵ月の間に５％以上体重が減少することはなく，口腔の不具合から食欲が落ち，訪問歯科の診療を開始した５〜６ヵ月目も体重 46 kg（BMI 20.1），基準より 3％の減少で，これより下がることはなかった。

食事は，生活の中で楽しみな時間である。高齢の利用者の状態，嗜好に合わせた食事を提供することで，楽しみのある在宅の生活を続ける手助けになっている。

介護保険では，介護度（要支援･介護度１〜５）に合わせて，様々な介護サービスを受けることができる。在宅療養では，通所サービスに加えて，訪問で受けられるサービスもある。本症例の利用者は，在宅で適切に，訪問診療，訪問看護，訪問リハビリテーション，訪問歯科診療など，連携したサービス（社会資源）を使うことで，本人と介護者の QOL を向上させることができた。

（竹内 光恵）

付表 1
主要臨床検査基準範囲

項目名称	略号	単位	基準範囲
白血球数	WBC	$10^3/\mu L$	3.3–8.6
リンパ球数		$/\mu L$	1,000–4,000
赤血球数	RBC	$10^6/\mu L$	男性：4.35–5.55 女性：3.86–4.92
ヘモグロビン	Hb	g/dL	男性：13.7–16.8 女性：11.6–14.8
ヘマトクリット	Ht	%	男性：40.7–50.1 女性：35.1–44.4
平均赤血球容積	MCV	fL	83.6–98.2
平均赤血球血色素量	MCH	pg	27.5–33.2
平均赤血球血色素濃度	MCHC	g/dL	31.7–35.3
血小板数	PLT	$10^3/\mu L$	158–348
プロトロンビン時間－国際標準化比	PT-INR		0.9–1.1
総タンパク	TP	g/dL	6.6–8.1
アルブミン	Alb	g/dL	4.1–5.1
尿素窒素	UN	mg/dL	8–20
クレアチニン	Cr	mg/dL	男性：0.65–1.07 女性：0.46–0.79
尿酸	UA	mg/dL	男性：3.7–7.8 女性：2.6–5.5
ナトリウム	Na	mmol/L	138–145
カリウム	K	mmol/L	3.6–4.8
クロール	Cl	mmol/L	101–108
カルシウム	Ca	mg/dL	8.8–10.1
無機リン	IP	mg/dL	2.7–4.6
フェリチン		ng/mL	男性：20 以上 女性：10 以上
グルコース（空腹時血糖）	FBG	mg/dL	73–109
中性脂肪	TG	mg/dL	男性：40–234 女性：30–117
総コレステロール	TC	mg/dL	142–248
HDL- コレステロール	HDL-C	mg/dL	男性：38–90 女性：48–103

項目名称	略号	単位	基準範囲
LDL-コレステロール	LDL-C	mg/dL	65-163
総ビリルビン	TB	mg/dL	0.4-1.5
直接ビリルビン	D-Bil	mg/dL	0.4 以下
アスパラギン酸アミノトランスフェラーゼ	AST	U/L	13-30
アラニンアミノトランスフェラーゼ	ALT	U/L	男性：10-42 女性：7-23
乳酸脱水素酵素	LD	U/L	124-222
アルカリホスファターゼ	ALP（JSCC）	U/L	106-322
	ALP（IFCC）	U/L	38-113
γグルタミルトランスフェラーゼ	γGT	U/L	男性：13-64 女性：9-32
C 反応性タンパク	CRP	mg/dL	0.00-0.14
ヘモグロビン A1c	HbA1c	%（NGSP）	4.9-6.0
推算糸球体濾過量	eGFR	mL/分/1.73 m^2	60 以上
尿アルブミン定量		mg/日	2-20
尿タンパク定量		mg/dL	10.0 以下
尿 pH			4.5-7.5
25-ヒドロキシビタミン D	25（OH）D	ng/mL	20 以上
酒石酸抵抗性酸性フォスファターゼ 5b	TRACP-5b	mU/dL	男性：170-590 女性：120-420
I 型プロコラーゲン -N- プロペプチド	P1NP	ng/mL	男性（30-83 歳）：18.1-74.1 閉経前女性（30-44 歳）：16.8-70.1 閉経後女性（45-79 歳）：26.4-98.2

出典：日本臨床検査標準協議会基準範囲共用化委員会 編：日本における主要な臨床検査項目の共用基準範囲–解説と利用の手引き–，2022 年 10 月 1 日版，https://www.jccls.org/wp-content/uploads/2022/10/kijyunhani20221031.pdf（2025 年 2 月 20 日確認）．日本臨床検査医学会ガイドライン作成委員会 編：臨床検査のガイドライン JSLM2021，https://www.jslm.org/books/guideline/index.html（2025 年 2 月 20 日確認）．小川純人 他編：高齢者診療のための臨床検査ガイド，診断と治療社，東京，2022．

註：各病態の診断基準については各ガイドラインを参照のこと。主要な疾患のガイドラインを以下に示す。

肥満症診療ガイドライン 2022
http://www.jasso.or.jp/contents/magazine/journal.html

動脈硬化性疾患予防ガイドライン 2022 年版
https://www.j-athero.org/jp/jas_gl2022/

糖尿病診療ガイドライン 2024
https://www.jds.or.jp/modules/publication/index.php?content_id=4

高血圧治療ガイドライン 2019
https://www.jpnsh.jp/data/jsh2019/JSH2019_noprint.pdf

CKD 診療ガイド 2024
https://cdn.jsn.or.jp/medic/guideline/pdf/guide/viewer.html?file=1-178.pdf

（以上すべて 2025 年 2 月 20 日確認）

付表 2
略語一覧

ADL	activity of daily living	日常生活動作
Alb	albumin	アルブミン
ALP	alkaline phosphatase	アルカリフォスファターゼ
ALT	alanine aminotransferase	アラニンアミノトランスフェラーゼ
AND	Academy of Nutrition and Dietetics	栄養と食事のアカデミー（元米国栄養士会）
AST	aspartate aminotransferase	アスパラギン酸アミノトランスフェラーゼ
ATP	adenosine triphosphate	アデノシン三リン酸
BMI	body mass index	体格指数
Ca	calcium	カルシウム
CKD	chronic kidney disease	慢性腎臓病
Cl	chloride	クロール
CONUT	Controlling Nutritional Status	（日本語表記なし。栄養不良患者のスクリーニングに使われる栄養評価表）*
Cr	creatinine	クレアチニン
CRP	C-reactive protein	C 反応性タンパク
D-Bil	direct bilirubin	直接ビリルビン
DHA	docosahexaenoic acid	ドコサヘキサエン酸
DRM	disease related malnutrition	疾患関連低栄養
eGFR	estimated glomerular filtration rate	推算糸球体濾過量
EPA	eicosapentaenoic acid	エイコサペンタエン酸
Ex)	educational plan	栄養教育計画
FAD	flavin adenine dinucleotide	フラビンアデニンジヌクレオチド
FBG	fasting blood glucose	空腹時血糖
γGT	gamma glutamyl transferase	ガンマグルタミルトランスフェラーゼ
GLIM	Global Leadership Initiative on Malnutrition	（日本語表記なし。成人の低栄養診断基準）*
GNRI	Geriatric Nutritional Risk Index	（日本語表記なし。高齢者の栄養評価指標）*
Hb	hemoglobin	ヘモグロビン
HbA1c	hemoglobin A1c	グリコヘモグロビン（ヘモグロビン A1c）
HDL	high density lipoprotein	高比重リポタンパク
HDL-C	high-density lipoprotein cholesterol	高比重リポタンパクコレステロール
HDS-R	Hasegawa Dementia Scale-Revised	長谷川式認知症スケール

Ht	hematocrit	ヘマトクリット
IBW	ideal body weight	理想体重
IP	inorganic phosphate	無機リン
IPA	icosapentaenoic acid	イコサペンタエン酸
K	potassium	カリウム
LD	lactate dehydrogenase	乳酸脱水素酵素
LDL	low density lipoprotein	低比重リポタンパク
LDL-C	low-density lipoprotein cholesterol	低比重リポタンパクコレステロール
MCH	mean corpuscular hemoglobin	平均赤血球血色素量
MCHC	mean corpuscular hemoglobin concentration	平均赤血球血色素濃度
MCV	mean corpuscular volume	平均赤血球容積
MNA	Mini Nutritional Assessment	簡易栄養状態評価表
MNA-SF	Mini Nutritional Assessment-Short Form	簡易栄養状態評価表
MUFA	mono-unsaturated fatty acid	一価不飽和脂肪酸
MUST	Malnutrition Universal Screening Tool	(日本語表記なし。在宅患者向け栄養スクリーニングツール) *
MWST	Modified Water Swallowing Test	改訂水飲みテスト
Mx)	monitoring plan	モニタリング計画
Na	sodium	ナトリウム
NAD	nicotinamide adenine dinucleotide	ニコチンアミドアデニンジヌクレオチド
NB	nutrition behavioral/environmental	行動と生活環境
NC	nutrition clinical	臨床栄養
NCM	nutrition care and management	栄養ケア・マネジメント
NCP	nutrition care process	栄養ケアプロセス
NI	nutrition intake	摂取量
NRS 2002	Nutritional Risk Screening 2002	(日本語表記なし。急性期向け栄養スクリーニングツール) *
NST	nutrition support team	栄養サポートチーム
25 (OH) D	25-hydroxy vitamin D	25- ヒドロキシビタミン D
P1NP	type 1 procollagen N-terminal propeptide	I 型プロコラーゲン N プロペプチド
PLT	platelet	血小板（数）
PPN	peripheral parenteral nutrition	末梢静脈栄養
PT	physical therapist	理学療法士
PT-INR	prothrombin time-international normalized ratio	プロトロンビン時間–国際標準化比
PUFA	polyunsaturated fatty acid	多価不飽和脂肪酸
QOL	quality of life	生活の質

RBC	red blood cell	赤血球（数）
RSST	Repetitive Saliva Swallowing Test	反復唾液嚥下テスト
RTP	rapid turnover protein	急速代謝回転タンパク質
Rx)	therapeutic plan	栄養治療計画
SFA	saturated fatty acid	飽和脂肪酸
SGA	Subjective Global Assessment	主観的包括的栄養評価
SMI	skeletal muscle mass index	骨格筋量指数
ST	speech language hearing therapist	言語聴覚士
TB	total bilirubin	総ビリルビン
TC	total cholesterol	総コレステロール
TG	triglyceride	中性脂肪，トリグリセリド
TP	total protein	総タンパク
TPN	total parenteral nutrition	中心静脈栄養
TRACP-5b	tartrate-resistant acid phosphatase 5b	酒石酸抵抗性酸フォスファターゼ -5b
TSF	triceps skinfolds	上腕三頭筋皮下脂肪厚
UA	uric acid	尿酸
UBW	usual body weight	通常時体重
UN	urea nitrogen	尿素窒素
VLDL	very low density lipoprotein	超低比重リポタンパク
WBC	white blood cell	白血球（数）
YAM	young adult mean	若年成人平均値

*日本語の決まった表記がないものには，（　）内に説明を付した。

付表 3
栄養診断の用語（栄養診断コード）

NI（Nutrition Intake：摂取量）

「経口摂取や栄養補給法を通して摂取する，エネルギー・栄養素・液体・生物活性物質に関わることがら」と定義される。

NI-1　エネルギー出納

「実測または推定エネルギー出納の変動」と定義される。

NI-1.1　エネルギー消費の亢進
NI-1.2　エネルギー摂取量不足
NI-1.3　エネルギー摂取量過剰
NI-1.4　エネルギー摂取量不足の発現予測
NI-1.5　エネルギー摂取量過剰の発現予測

NI-2　経口・静脈栄養補給

「患者・クライエントの摂取目標量と比較した実測または推定経口・非経口栄養補給量」と定義される。

NI-2.1　経口摂取量不足
NI-2.2　経口摂取量過剰
NI-2.3　経腸栄養投与量不足
NI-2.4　経腸栄養投与量過剰
NI-2.5　最適でない経腸栄養法
NI-2.6　静脈栄養量不足
NI-2.7　静脈栄養量過剰
NI-2.8　最適でない静脈栄養
NI-2.9　限られた食物摂取

NI-3　水分摂取

「患者・クライエントの摂取目標量と比較した，実測または推定水分摂取量」と定義される。

NI-3.1　水分摂取量不足
NI-3.2　水分摂取量過剰

NI-4　生物活性物質

「単一または複数の機能的食物成分，含有物，栄養補助食品，アルコールを含む生活活性物質の実測または推定摂取量」と定義される。

NI-4.1　生物活性物質摂取量不足
NI-4.2　生物活性物質摂取量過剰
NI-4.3　アルコール摂取量過剰

NI-5　栄養素

「適切量と比較した，ある栄養素群または単一栄養素の実測または推定摂取量」と定義される。

NI-5.1　栄養素必要量の増大
NI-5.2　栄養失調
NI-5.3　タンパク質・エネルギー摂取量不足

NI-5.4　栄養素必要量の減少
NI-5.5　栄養素摂取のインバランス
NI-5.6　脂質とコレステロール
NI-5.6.1　脂質摂取量不足
NI-5.6.2　脂質摂取量過剰
NI-5.6.3　脂質の不適切な摂取
NI-5.7　タンパク質
NI-5.7.1　タンパク質摂取量不足
NI-5.7.2　タンパク質摂取量過剰
NI-5.7.3　タンパク質やアミノ酸の不適切な摂取
NI-5.8　炭水化物と食物繊維
NI-5.8.1　炭水化物摂取量不足
NI-5.8.2　炭水化物摂取量過剰
NI-5.8.3　炭水化物の不適切な摂取
NI-5.8.4　不規則な炭水化物摂取
NI-5.8.5　食物繊維摂取量不足
NI-5.8.6　食物繊維摂取量過剰
NI-5.9　ビタミン
NI-5.9.1　ビタミン摂取量不足
NI-5.9.1（1）　ビタミンA摂取量不足
NI-5.9.1（2）　ビタミンC摂取量不足
NI-5.9.1（3）　ビタミンD摂取量不足
NI-5.9.1（4）　ビタミンE摂取量不足
NI-5.9.1（5）　ビタミンK摂取量不足
NI-5.9.1（6）　チアミン（ビタミンB_1）摂取量不足
NI-5.9.1（7）　リボフラビン（ビタミンB_2）摂取量不足
NI-5.9.1（8）　ナイアシン摂取量不足
NI-5.9.1（9）　葉酸摂取量不足
NI-5.9.1（10）　ビタミンB_6摂取量不足
NI-5.9.1（11）　ビタミンB_{12}摂取量不足
NI-5.9.1（12）　パントテン酸摂取量不足
NI-5.9.1（13）　ビオチン摂取量不足
NI-5.9.1（14）　その他のビタミン摂取量不足
NI-5.9.2　ビタミン摂取量過剰
NI-5.9.2（1）　ビタミンA摂取量過剰
NI-5.9.2（2）　ビタミンC摂取量過剰
NI-5.9.2（3）　ビタミンD摂取量過剰
NI-5.9.2（4）　ビタミンE摂取量過剰
NI-5.9.2（5）　ビタミンK摂取量過剰
NI-5.9.2（6）　チアミン（ビタミンB_1）摂取量過剰
NI-5.9.2（7）　リボフラビン（ビタミンB_2）摂取量過剰
NI-5.9.2（8）　ナイアシン摂取量過剰

NI-5.9.2（9）　葉酸摂取量過剰
NI-5.9.2（10）　ビタミン B_6 摂取量過剰
NI-5.9.2（11）　ビタミン B_{12} 摂取量過剰
NI-5.9.2（12）　パントテン酸摂取量過剰
NI-5.9.2（13）　ビオチン摂取量過剰
NI-5.9.2（14）　その他のビタミン摂取量過剰

NI-5.10　ミネラル

NI-5.10.1　ミネラル摂取量不足
NI-5.10.1（1）　カルシウム摂取量不足
NI-5.10.1（2）　クロール摂取量不足
NI-5.10.1（3）　鉄摂取量不足
NI-5.10.1（4）　マグネシウム摂取量不足
NI-5.10.1（5）　カリウム摂取量不足
NI-5.10.1（6）　リン摂取量不足
NI-5.10.1（7）　ナトリウム（食塩）摂取量不足
NI-5.10.1（8）　亜鉛摂取量不足
NI-5.10.1（9）　硫酸塩摂取量不足
NI-5.10.1（10）　フッ化物摂取量不足
NI-5.10.1（11）　銅摂取量不足
NI-5.10.1（12）　ヨウ素摂取量不足
NI-5.10.1（13）　セレン摂取量不足
NI-5.10.1（14）　マンガン摂取量不足
NI-5.10.1（15）　クロム摂取量不足
NI-5.10.1（16）　モリブデン摂取量不足
NI-5.10.1（17）　ホウ素摂取量不足
NI-5.10.1（18）　コバルト摂取量不足
NI-5.10.1（19）　その他のミネラル摂取量不足

NI-5.10.2　ミネラル摂取量過剰
NI-5.10.2（1）　カルシウム摂取量過剰
NI-5.10.2（2）　クロール摂取量過剰
NI-5.10.2（3）　鉄摂取量過剰
NI-5.10.2（4）　マグネシウム摂取量過剰
NI-5.10.2（5）　カリウム摂取量過剰
NI-5.10.2（6）　リン摂取量過剰
NI-5.10.2（7）　ナトリウム（食塩）摂取量過剰
NI-5.10.2（8）　亜鉛摂取量過剰
NI-5.10.2（9）　硫酸塩摂取量過剰
NI-5.10.2（10）　フッ化物摂取量過剰
NI-5.10.2（11）　銅摂取量過剰
NI-5.10.2（12）　ヨウ素摂取量過剰
NI-5.10.2（13）　セレン摂取量過剰
NI-5.10.2（14）　マンガン摂取量過剰

NI-5.10.2（15）　クロム摂取量過剰
NI-5.10.2（16）　モリブデン摂取量過剰
NI-5.10.2（17）　ホウ素摂取量過剰
NI-5.10.2（18）　コバルト摂取量過剰
NI-5.10.2（19）　その他のミネラル摂取量過剰
NI-5.11　すべての栄養素
NI-5.11.1　最適量に満たない栄養素摂取量の予測
NI-5.11.2　栄養素摂取量過剰の予測

NC（Nutrition Clinical：臨床栄養）

「医学的または身体的状況に関連する栄養問題」と定義される。

NC-1　機能的項目

「必要栄養素の摂取を阻害・妨害する身体的または機械的機能の変化」と定義される。

NC-1.1　嚥下障害
NC-1.2　噛み砕き・咀嚼障害
NC-1.3　授乳困難
NC-1.4　消化機能異常

NC-2　生化学的項目

「治療薬や外科療法あるいは検査値の変化で示される代謝できる栄養素の変化」と定義される。

NC-2.1　栄養素代謝異常
NC-2.2　栄養関連の検査値異常
NC-2.3　食物・薬剤の相互作用
NC-2.4　食物・薬剤の相互作用の予測

NC-3　体重

「通常体重または理想体重と比較した，継続した体重あるいは体重変化」と定義される。

NC-3.1　低体重
NC-3.2　意図しない体重減少
NC-3.3　過体重・肥満
NC-3.4　意図しない体重増加

NB（Nutrition Behavioral/Environmental：行動と生活環境）

「知識，態度，信念（主義），物理的環境，食物の入手や食の安全に関連して認識される栄養所見・問題」と定義される。

NB-1　知識と信念

「関連して観察・記録された実際の知識と信念」と定義される。

NB-1.1　食物・栄養関連の知識不足
NB-1.2　食物・栄養関連の話題に対する誤った信念（主義）や態度（使用上の注意）
NB-1.3　食事・ライフスタイル改善への心理的準備不足
NB-1.4　セルフモニタリングの欠如
NB-1.5　不規則な食事パターン（摂食障害：過食・拒否）
NB-1.6　栄養関連の提言に対する遵守の限界
NB-1.7　不適切な食物選択

NB-2　身体の活動と機能

「報告・観察・記録された身体活動・セルフケア・食生活の質などの実際の問題点」と定義される。

NB-2.1　身体活動不足
NB-2.2　身体活動過多
NB-2.3　セルフケアの管理能力や熱意の不足
NB-2.4　食物や食事を準備する能力の障害
NB-2.5　栄養不良における生活の質（QOL）
NB-2.6　自発的摂食困難

NB-3　食の安全と入手

「食の安全や食物・水と栄養関連用品入手の現実問題」と定義される。

NB-3.1　安全でない食物の摂取
NB-3.2　食事や水の供給の制約
NB-3.3　栄養関連用品の入手困難

NO（Nutrition Other：その他の栄養）

「摂取量，臨床または行動と生活環境の問題として分類されない栄養学的所見」と定義される。

NO-1　その他の栄養

「摂取量，臨床または行動と生活環境の問題として分類されない栄養学的所見」と定義される。

NO-1.1　現時点では栄養問題なし

（栄養管理プロセス研究会 監，木戸康博，中村丁次，寺本房子 編：改訂新版 栄養管理プロセス，第一出版，東京，pp.62-64，2022 より許可を得て転載）

索 引

● さ行

● た行

● な行

● は行

医療・福祉・在宅の症例に学ぶ栄養管理マニュアル

2025年4月3日　第1版　第1刷

監修者　三宅　紀子
編　者　紅谷加津江
　　　　西宮　弘之
　　　　髙田　健人
発行者　腰塚　雄壽
発行所　有限会社ナップ
〒111-0056　東京都台東区小島1-7-13 NKビル
TEL 03-5820-7522／FAX 03-5820-7523
ホームページ　http://www.nap-ltd.co.jp/
印　刷　三報社印刷株式会社

ISBN 978-4-905168-85-0